教材づくり
ガイダンス

看護現場と学習者をつなげる応用伝授

編集　池西靜江　Office Kyo-Shien 代表
　　　石束佳子　（専）京都中央看護保健大学校顧問

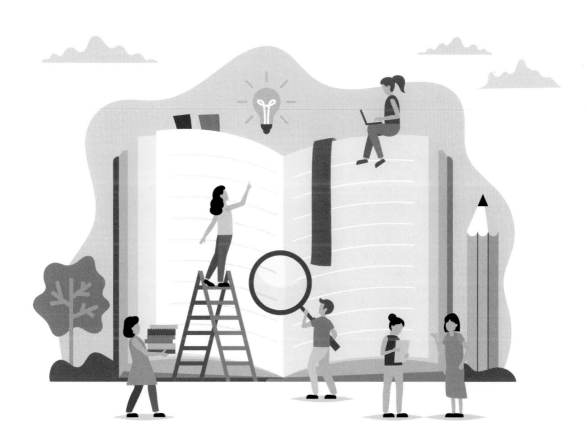

医学書院

【編者略歴】

池西靜江（いけにし しづえ）

1950年香川生まれ．国立京都病院附属看護助産学院（現 京都医療センター附属京都看護助産学校），京都府立保健婦専門学校（現 京都府立医科大学）卒業．看護師・保健師・養護教諭の資格取得．国立京都病院呼吸器内科での臨床経験後，看護教育の道に進み，京都府医師会看護専門学校，（専）京都中央看護保健大学校に勤務．看護教員歴38年を経て，2013年Office Kyo-Shien開設と同時に学校法人原田学園鹿児島医療技術専門学校看護学科顧問に就任．2017～2021年一般社団法人日本看護学校協議会会長．医道審議会専門委員（保健師助産師看護師分科会員）．ほかにも，看護学校運営に関するトータルアドバイス，看護教育者向けの講演・セミナー，看護学校の講義，看護教育に関する執筆，その他看護教育に関わる事項全般に携わっている．厚生労働省「看護基礎教育の内容と方法に関する検討会」「看護基礎教育検討会」構成員など歴任．趣味は，お寺めぐり．そして，おいしいものを食べ歩くこと．
Office Kyo-Shien ウェブサイト　http://kyo-shien.jp/
Eメール　info@kyo-shien.jp

石束佳子（いしづか けいこ）

1956年大阪生まれ．京都市立看護短期大学，佛教大学卒業，日本社会事業大学精神保健福祉士課程修了．看護師・精神保健福祉士資格取得．京都市立病院脳神経外科での臨床経験後，看護教育の道に進み，京都府医師会看護専門学校，（専）京都中央看護保健大学校に勤務．教員歴40年を超え，現在は（専）京都中央看護保健大学校顧問．Office Kyo-Shien副代表．精神看護学における事例の教材化をライフワークとする．趣味は，内田康夫の浅見光彦シリーズのファンで，サスペンス小説を読みながら温泉めぐりをすること．

教材づくりガイダンス
　―看護現場と学習者をつなげる応用伝授

発　行　2024年6月1日　第1版第1刷©

編　集　池西靜江・石束佳子

発行者　株式会社　医学書院
　　　　代表取締役　金原　俊
　　　　〒113-8719　東京都文京区本郷1-28-23
　　　　電話　03-3817-5600（社内案内）

印刷・製本　横山印刷

執筆者一覧

● **編集**

池西靜江　　Office Kyo-Shien 代表
石束佳子　　(専) 京都中央看護保健大学校顧問

● **執筆者** (50 音順)

池西靜江　　Office Kyo-Shien 代表
石束佳子　　(専) 京都中央看護保健大学校顧問
今村 恵　　鹿児島医療技術専門学校専任教員
上敷領正子　鹿児島医療技術専門学校実習調整者
辻野睦子　　大阪成蹊大学看護学部講師

● **素材提供者** (50 音順)

赤毛智美　　(専) 京都中央看護保健大学校専任教員
杉戸結香　　鹿児島医療技術専門学校専任教員
中村浩子　　鹿児島医療技術専門学校専任教員
政元圭奈　　鹿児島医療技術専門学校専任教員

はじめに

　看護教員の皆さまは，常日頃，授業づくりに悩まれていることと思います．

　「学生が，『もう終了時間か，あっという間だった』と，没入感を味わえる授業をしたい」「多くの学生が，主題（テーマ）をしっかりつかみとってくれる授業をしたい」と思って，日々，努力をされているでしょう．もちろん，筆者も同様です．

　教員は，授業力で勝負したいものです．だからこそ，新人期の教員は，「授業に自信がない」「授業はどうすればうまくできるのか」「授業するのがつらい」「うまくできると授業は楽しいし，これからも教員を続けていけそうに思う」などと，異口同音にその悩みを打ち明けてくれます．授業は大きな課題です．

　筆者は，授業づくりの肝は「教材」にあり，と考えてきました．教材にもさまざまありますが，長く看護教育に携わっている筆者の経験から，自信をもって学生の前に立つことができる授業，あるいは学生から好評だった授業を振り返ってみますと，1つの共通項が見えてきます．それは，教員自ら心に残る感動を覚えた看護実践，あるいは，臨地実習で関わった学生のキラリと光る看護実践を「教材」に昇華できた授業です．

　看護教員の強みは，自らが看護師としての経験を積んでいること，かつ，看護基礎教育には特徴的な臨地実習の過程があり，そこでの指導の成果もあって，学生のすばらしい看護実践を目の当たりにしていることだと思います．実際の看護場面には，それだけで人の心に訴えるものがあります．人の心を動かす看護実践，それはよい教材になる素（素材）です．これをうまく授業に取り入れることで，学生の心を動かし，主体的に授業に参加し，活き活きと学ぶことができると思います．同時に，看護教員も授業の時間が楽しみになると思います．

　そんな看護教員の強みを活かし，授業の悩みを解決する1つの方法が，看護実践を教材にする取り組み（教材開発）です．そして，開発した教材をどう授業に取り込むかを検討し（教材解釈），授業をつくります．

　この一連のプロセスを，筆者は，「**教材づくり**」と呼ぶことにしました．

　授業づくりに悩む方，もっと学生の心を動かす授業をしたいと思っている方，看護教員の強みを最大限に活かした教材づくりをしてみませんか．私たちはきっと，もっと学生の心を動かす，看護の本質を伝えるよい教材がつくれるはずです．そしてその教材を，学生の興味・関心やレディネスなどを考慮しながら，どう授業で使うかを考えて授業づくりに活かしていきませんか．このような教材づくりが実現できれば，看護教員は新人期からでも授業が楽しくなるのではと，筆者は考えました．まさに自らの看護実践のことですので，教員としてのキャリアが浅くても，現場のことをリアル

に，気持ちを込めて学生に伝えることできます．それなら，授業中の思いがけない学生の質問にも落ち着いて答えることができるでしょう．そのときはきっと，学生の表情が活き活きしてくるのがわかると思います．

　そのようにして，手ごたえのある授業ができるようになります．自信をもって学生の前に立つことができます．

　本書は，そのような教材づくりについて，読者にご案内するものです．

　第1部では，教材づくりのプロセスについて，具体例を挙げながら説明します．

　第2部では，臨地実習指導を楽しみながら，学生のすばらしい看護実践を引き出す指導をしている筆者の仲間たちが，それぞれに教材開発の実際を紹介します．基礎看護学，地域・在宅看護論，成人・老年看護学，小児看護学，母性看護学，精神看護学すべての領域についての実例を紹介します．

　第3部では，分担執筆者が集った座談会で，よい素材を得るための臨地実習指導について，そして教材づくりそのものの苦労話と手ごたえなどについて，読者の皆さんをお手伝いしたいという思いで語り合いました．

　巻末には付録として，第2部各項目に対応するワークシートを披露しています．

　ぜひ，本書を手にとって，ご一読いただき，教材づくりに取り組んでいただくことを願っています．

　これまでに筆者たちは，初めて看護教員になった先生がた向けに，教育の面白さがわかり，継続してこの道に携わってほしいという願いを込めた入門書として『看護教育へようこそ』（第2版）を，その後，授業に焦点を当て，授業形態ごとに『臨地実習ガイダンス』（第2版）『学習指導案ガイダンス』を続けて刊行してきました．それら既刊書と合わせて，本書を使っていただけると，よりわかりやすいと思います．最後に，第1部執筆にあたり的確な助言をいただきました茨城大学教育学部の新井英靖教授と，筆者たちの書籍ですべての過程を根気よく見守り，支援いただいた編集部の青木大祐氏，制作部の富岡信貴氏に心よりお礼申し上げます．

　学生が活き活きと学ぶことができる教材づくりに，ともに取り組んでいきましょう．

　令和6年5月

著者代表　　池西　靜江

【看護教育・研究のためのオンラインプラットフォームNEO（ネオ）】から，第3部座談会の動画を配信，付録ワークシート集をダウンロードできます（2024年6月現在）.

コンテンツの掲載は予告なく変更・終了することがあります

目次
CONTENTS

✄ Column

第 **1** 部

深い学びにつながる
教材づくり

1　看護実践を「教材」にする意義

　もう20年以上前になる．筆者（池西）は自らの，そしてともにはたらく教員全体の授業力の向上をめざして，茨城大学の新井英靖先生に外部指導を依頼した．勤務校で継続的に研究授業を参観いただき，教育学の専門家としてスーパーバイズを仰ぎ続けることになった．

　その取り組みの最初のころに，筆者が衝撃を受けた言葉がある．

　「（あなたがた教員が熱心に語られている）看護実践を『教材』にする努力を，なぜしていないのか？」ということであった．

　たしかに，現場の看護のあり方やその学びをその場限りのものとしてきていた．この示唆がずっと筆者の心に残り，自らの看護実践，あるいは学習者の看護実践をどう**「教材」──教師が伝授したいことを，学習者の見えるかたち（素材）にしたもの──**にするか，それを考えて努力するようになった．

　筆者の場合を振り返ると，看護教員になりたての新任期には，自らの看護実践から患者との関わりのなかで感動する場面が数多くあった．それが，臨床を離れて長く教員を続けているうちに，その経験からの教えを学習者に伝えられる場面は少なくなり，逆に，臨地実習指導のなかで学習者の看護実践から，指導者である筆者のほうが気づきを得て感動させられることが多くなってきた．ただ，いずれにしても自分の関わりのある看護実践として，感動する場面に多く出合うことは変わらない．時代も場所も人も超えて，看護とはそうした営みだからだ．筆者がめざすようになったのは，そうした場面を授業の「主題」として扱う，ツールとしての教材につくりなおすことである．

　かねても，授業中に学生が眠そうにしていたら，筆者自身の経験や，先輩（卒業生）が臨地実習で取り組んだ看護実践のことを熱く語るようにしていた．すると，その表情が活き活きして講義への集中力を取り戻すことを何度も経験した．そうした効果から，看護実践を語ることの意義は実感していた．しかし，リアルな看護実践をそのまま教材につくりなおす努力は，新井先生に出会うまではしてこなかった．

　自分たちの看護実践はリアル（現実）である．リアルなそれには，学習者の心を動かす力（感動）がある．しかし，平素の授業で用いる教材は，リアルな看護実践そのものではなく，学習者を意識し，学習効果を考慮し，フィクションとして虚構化したものになる．それが科目や単元の目標，あるいは本時の主題を扱う教材になっている．リアルがもつ感動を最大限に活かしながら実践を虚構化して教材にしなさい──これが

新井先生の指摘[1] であった.

　筆者は，感動的な「素材」を，主題として扱う「教材」にする取り組みを始めた. 同時に，それをどう授業で活用すると効果的かを考えるようになった.「教材」をうまくつくることができ，それを効果的に授業に組み入れられたときは，学習者も一生懸命，思考をめぐらせながら授業に没入できていることがわかり，そんな学習者の様子を見て教員も楽しく授業ができた. 教材が授業の肝であることを実感し，たしかな手ごたえを感じることができた.

　自分たちの看護実践（素材）を教材にして，それを活用して授業を組み立てる（展開する）という取り組みには，以下の効果があると実感する.

> ●看護実践から教材をつくる効果
> 1. 学習者を活き活きと授業に参加させることができる
> 2. 教員の「教えたいこと（主題）」を学習者が考え，自ら主題を導くことができる
> 3. 主体的で深い学びにつながる
> 4. 教員は授業するのが楽しくなる

　本書では，このようにリアルな看護実践を「**素材**」，その素材を活かして授業の主題として扱えるようにかたち（形式）を整えたものを「**教材**」と表記し，区別して使うことにする.

文献

1) 新井英靖（編著）：特別支援教育のアクティブ・ラーニングとカリキュラム開発に関する実践研究. pp30, 31. 福村出版，2022.

2 教材
教授材料とは何か

　授業の成立要件は，**学習者**，**教員**，**教材**の3要素である．

　天野は，授業とは「教師と生徒（集団）とが，一定の教科・教材を媒介として，はたらきかけあうかたちですすめられている人間的営為である」[1]という．筆者は，こうした先人たちの定義と，自らの看護基礎教育での経験をもとに，授業を「教員の"教えたいこと"を学生の"学びたいこと"へと変化させていく意図的な活動である」[2]とみなすようになった．

　また，文部科学省の定義として，教材とは「児童・生徒が学習して一定の目的を達成するために選ばれた文化的素材（事実，事象，資料，作品）である」[1]と述べられてきた．筆者は，吉田らの書籍[3]を参考にしながら，授業成立の重要な要件である教材について次のように考えて整理し，定義づけている．

> ● **教材の定義**
> 　さまざまな素材（事実，事象，資料など）のなかから，授業の目標達成を意識して選定し，学習者が理解しやすい具体的な内容にして，授業中に学習者に提示するもの

　本書では，このなかでも**授業の主題**を扱う「教材」を取り上げている．

文献

1）天野正輝（編著）：現代保育選書3　教育の基礎理論．pp95-97, 文化書房博文社，1987.
2）池西靜江，石束佳子，藤江康彦：学習指導案ガイダンス—看護教育を深める授業づくりの基本伝授，p2, 医学書院，2019.
3）吉田　昇，沼田一男（編著）：教育演習双書8 新訂版 教育方法．p102, 学文社，1978.

3 関連用語の定義

前述したもの以外で，本書で使用する用語について，読者の共通理解のために以下のように整理し，提案する．

❶ 教材づくり

①いくつかの素材のなかから，授業の目標（主題）と照合して，選定し，学習者のレディネスと学習目標達成を意識して，整理された内容を教材として作成すること．
②作成した教材をどう授業で活用するか（授業展開）を考えること．

一般に①を教材づくりとする場合が多いが，本書では，授業で活用するためにつくるのが教材であるため，それをどう活用するか，つまり授業展開に踏み込むところまでを教材づくりとしたい．**①②を合わせて教材づくり**とする．

❷ 教材開発

❶の①とおおむね同義．そのなかでも，新たなオリジナルな教材づくりを「教材開発」と呼ぶ．

本書では，自分たちの看護実践を教材にする取り組みのため，「教材開発」ということができる．

❸ 教材解釈

授業づくりに欠かせないのが教材解釈である．柴田らは「子どもの視点から予想される捉え方と教師の捉え方とを対照させながら考察し，授業展開の見地からその教材の効果的な学ばせ方を工夫すること」[1]という．

「学習者のレディネス理解にもとづき，提示した教材を学習者はどうとらえるかを予想し，教員は学問的見地もふまえ，どうとらえてほしいと願っているかを明確にして，学習者が教員のとらえ方に近づくためにどのような授業展開を行ない，どんな指導技術（発問など）を用いるとよいかを考えること」と筆者は理解し，本書では定義する（**14頁**）．

4　教材研究

　柴田らは「質の高い授業の実現をめざして，教材づくりから授業づくりにいたるまで，教材について行われる一連の研究活動全体をさす」[1] という.

> ●教材研究の過程
> 1. 素材の吟味
> 2. 授業の主題との照合，素材の精選
> 3. 1. 2. の結果をもとに教材のかたち（形式）にする
> 4. 「学習者の視点」と「教員の視点」をそれぞれまず考察し，授業展開の見地から取り入れ方を検討する（教材解釈）

と考えることができる. つまり，**「教材開発」**と**「教材解釈」**をあわせて教材研究ということができる.

　本書の「教材づくり」はまさに教材研究のプロセスをたどるものである. ただし，教育実践のなかで取り組んだ教材づくりであり，研究活動という表現に戸惑いを覚えるため，本書では教材研究とは表現せず，**「教材づくり」**とする.

5　教具

　授業を効果的に進めるための**道具**を指す. 教材と区別が難しく，「教材・教具」と並称することもある. あえて区別するときは，教材はその内容を示すもの，教具は教材を扱う道具をいう. たとえば，黒板，標本，模型，視聴覚教具などをいう.

　ただし，教科書や視聴覚教具，筆者たちが使うワークシートなどは道具ということもできるし，内容ももちろん重要であるので教材ともいうことができる.

　本書では，ワークシートはその内容が重要なので教材として扱うことにする.

文献

　1）柴田義松（編著）：ポイント教育学 教育の方法. p50, 学文社, 1992.

4 看護教育における効果的な教材

効果的な教材の要件は，すでにさまざまな文献で紹介されている．筆者は，前述の新井らの書籍などを繙いて見いだした共通する考え方を参考に，何より看護基礎教育において大事にしたい要件を 3 つ抽出した（**図 4-1**）[1, 2].

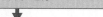

自分たちの看護実践を素材に

3 つの要件
①感動，戸惑いなどの情動が喚起される
⇒学習者が主体的・意欲的に取り組める
②多様な価値観の相互作用がみられる
⇒学習者が深く思考しようとする
③看護の本質につながる内容を包含する
⇒学習者が看護の本質を自分のものにしていく

事実そのままではなく，虚構でありながら，看護の本質が伝えられる教材

図 4-1　効果的な教材の要件
〔新井英靖（編著）：知的障害特別支援学校「各教科」の授業改善—学習指導案実例&授業改善にむけた提言．明治図書出版，2022，新井英靖（編著）：特別支援教育のアクティブ・ラーニングとカリキュラム開発に関する実践研究，福村出版，2022.を参考に作成〕

1 感動，戸惑いなどの情動が喚起される

提示された教材に接したとき，学習者の内面で「すばらしい！」「すごい！」「どうして？」というような**素朴な情動**（一時的な激しい感情）が喚起されることが，主体的・意欲的に学習を進めるための重要な要素である．本書では，永続するそれを「**感動**」と表現する．

それが，実践の学問である看護学の学習者たちにとっては「私も（教材中の看護師のように）そうしたい……，どうしたらできるだろうか？」という気持ちをもって臨地実習に踏み込ませることにつながる．

筆者の経験からも，学習者が，目を輝かせ，前のめりになる様子が見られるのが，感動が伝わる「看護実践」にもとづく教材であった．学習者の情動を喚起する「看護実践」を活かし，「教材」にすることの意義を再確認しておこう．

2 多様な価値観の相互作用がみられる

看護の対象者にはさまざまな価値観があり，看護師にもさまざまな価値観がある．その相互作用で成り立つ看護実践は，さまざまな見方，考え方ができる．何が正しいか，

その答えは1つではない，それだけに深く思考することが求められる．そうした看護実践を「教材」にする過程で，多様な価値を学び，深く考えることができる．

③　看護の本質につながる内容を包含する

　さらに忘れてはならない大切なことが，「看護学を教授する」「看護を教える」ということの意味である．これから看護師になろうとする初学者に，看護とは何か，看護の対象である人間とは何か，健康とは何か，そして，看護師として何をすべきか，看護技術の習得のために何をすべきか，さまざまな状態にある対象をどうとらえ，何をなすべきか……など看護の本質につながる，**看護師として身につけなければならない知識・技術・態度について伝える場として授業がある**．

　看護実践を通して，看護の本質が見出せるような教材を提示し，学習者がそれらを自ら学びとって，自分のものにしていくように教授する必要がある．その意味でも，「看護実践」は効果的な「教材」になりうるものである．

　以上3つの要件を満たす「教材」が，たしかに看護実践のなかにある，と筆者は思う．しかし，看護実践そのままが必ずしもよい教材とはいえない．①学習者の情動を喚起し，②深く思考し，その結果，学習者自らが③看護の本質をつかむ，そんな教材にしていく必要がある．

　看護実践そのままでは，たくさんの要素が入りすぎて，初学者の理解を超えることもある．学習者がイメージでき，考えれば理解できる，そんな教材にしていく必要がある．もちろん，対象の個人情報を保護するためにもそのままでは使えない．したがって，それは**看護実践そのままの事実を示すのではなく，教材として"虚構の世界"に学習者を誘うこと**が必要である．

文献

1) 新井英靖（編著）：知的障害特別支援学校「各教科」の授業改善―学習指導案実例＆授業改善にむけた提言．明治図書出版，2022．
2) 新井英靖（編著）：特別支援教育のアクティブ・ラーニングとカリキュラム開発に関する実践研究．福村出版，2022．

5 看護実践から教材づくりへのプロセス

筆者たちの看護実践を教材にするプロセスを紹介する（**図5-1**）.

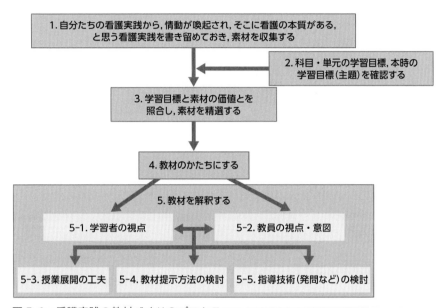

図 5-1　看護実践の教材づくりのプロセス

　大きく分けて，素材を教材にする教材開発の段階（**図5-1** 1.～4.）と，仕上げた教材を授業にどう取り込むかを検討する教材解釈の段階（**図5-1** 5-1.～5-5.）である．おおむねこのプロセスに沿って教材づくりを行なっている．1つひとつ順を追って説明する.

① 素材の収集

　自分たちの看護実践が素材である．そして，そこに大切な看護があり，伝えたい看護の本質があると思うものを，書き留めておくことが必要である.

　1つの看護実践からでも，いくつかの単元の教材にすることができる．多くの素材があれば，さらに多くの教材がつくれるだろう．こうした素材は，現場経験がまだ新鮮な新人期の教員のほうが数多くもっていることもある．新人期にそうした教材づくりの力を身につけたら，ベテラン教員にはできないすぐれた授業ができると思う.

　かたやベテラン教員になれば，自らの看護実践でなくても，教員間でそうした素材を共有することで，教材づくりをすることもできる.

　いずれにしても，「看護実践」の素材がたくさんあると教材づくりが楽しくなる.

▼▼▼

筆者が以前行なった訪問看護の実践でも，いくつかの素材を記録に残していた．その内容について概要をまとめる．

訪問看護実践時のメモ（素材）

1. 家庭内のお風呂で，在宅療養者を入浴させてあげたいとご家族に提案したら，思いがけなく強い反対があり，家族（嫁姑）の関係性の理解に戸惑った
2. 介護者（妻）の心理的負担から介護者に身体的症状が出てきたことについて，妻が泣きながら話すのを根気よく聴き，1 時間後に「誰かに聞いてほしかった．ありがとう．もうしばらくがんばってみるわ」と言われて安堵した
3. 家族を対象とした看護の必要性や家族関係への介入の困難さ
4. ご本人が「大丈夫」と言われたので，下肢の変化を見逃し，次の受診時に下肢の腫脹を指摘されて，身の縮む思いをした
5. 訪問時の観察の重要性など

このように，後で振り返って思い出せるように，気になったこと，うまくいって嬉しかったことなどを，できるだけ具体的に記録に残しておいて，素材を収集するとよい．

② 素材を取り上げた理由

次に，なぜその素材を教材化しようと考えたか，その理由も書き残しておこう．それを，看護教員の道を選ばずとも，看護師はそのキャリアのなかで出合う看護場面や看護実践を専門職である自らのアーカイブとして蓄積していけるとよいと思う．川嶋みどり先生の日本看護実践事例集積センターなどの例もある．

③ 学習目標（主題）の確認

教材は，「目的を達成するために選ばれた文化的素材」である．したがって，その授業の目標（主題）を明確にして，いくつかの素材からどれを選ぶか検討する．

▼▼▼

前述した訪問看護の実践で考えるなら，地域・在宅看護概論Ⅱ（在宅療養者と家族の看護）で活用できそうである．

地域・在宅看護概論Ⅱの科目目標は，「疾病や障害をもちながらも地域で生活している療養者および家族の理解を深め，在宅看護における看護師の役割と機能について理解する」としている．そのなかで「家族の理解と看護」の単元（4 回 8 時間）で活用できそうである．

単元の目標は，「家族を看護の対象と理解し，家族看護について家族システム理論，家族発達理論を活用して考えることができる」である．

素材の吟味・精選

　担当する授業の目標（主題）と素材を照合し，この授業の目標（主題）であれば，どの素材が使えそうかを考え，その意味や伝えたい看護の本質などについて検討し，素材を精選する．

　さらに前述の訪問看護の実践を例に考えてみよう．

▼▼▼

　地域・在宅看護概論Ⅱの「家族の理解と看護」の単元の１回目の授業．本時の学習目標（主題）は「家族を対象とする看護の必要性が理解できる」である．療養者本人だけでなく，家族を看護の対象ととらえて，家族を１つの塊としてみる家族システム理論につなげる本時である．素材はいくつかあるが，そのなかから，以下に抜き出す看護実践が素材として活用できると考えた．

訪問看護実践時のメモ（素材）

2.　介護者（妻）の心理的負担から介護者に身体的症状が出てきたことについて，妻が泣きながら話すのを根気よく聴き，１時間後に「誰かに聞いてほしかった．ありがとう．もうしばらくがんばってみるわ」と言われて安堵した

　療養者のそばで実際介護を行なっているのは妻である．その妻が体調を崩すと，在宅療養の継続は難しくなる，と同時に家族全員に大きな影響を与える．したがって，家族看護（家族を対象とした看護）の必要性を伝える教材になると考えた．

　家族看護には，家族の理解が必要である．家族構成やそれぞれの役割は訪問看護の基礎情報でおおむね把握できる．しかし，家族の理解にはその家族の歴史や１人ひとりの考え方についての理解も重要である．そのうえで，家族看護（理論から実践）につなげる必要がある．したがって，１回目の授業では，「家族を理解し，家族看護の必要性がわかる」を目標（主題）にした．

　どんな家族にも歴史がある．家族を理解するにあたってはこの歴史を知る必要がある．この看護実践で扱う家族は，５人家族で，在宅療養者の母親と一人息子，その妻（嫁），息子夫婦の子ども２人（学生）である．結婚当初は別居していたが，一人息子の転勤に伴い同居して20年近くになる．同居当初から嫁姑の確執は強く，それが表面に現れるようになってきていた．そんななかで，母親（姑）が肺結核を発症し，長い入院生活を経て要介護４でほぼ寝たきり状態となった．母親１人に育てられた息子（夫）には，母親との強い絆があり，息子（夫）の一言で，母親は在宅で療養生活を送ることになった．妻は夫の決定には従わなければならない，それが嫁としての務めであると理解していた．このような歴史も含めた家族関係の理解は，家族看護には欠かせない．本時の学習目標達成に向けて，必要な情報である．

　そして，家族看護の必要性の理解には，次の場面を素材として活用したい．

訪問看護開始から 1 か月が過ぎた時期の場面（素材）

　訪問時から介護者（妻）の表情が硬く，挨拶もほとんどされない状態であった．いつものように療養者（姑）の観察と清拭を終えると，別室で妻が看護師を待っていて，その顔を見るなり泣き出した．背中をさすりながらそばに座ると，この間の経緯を興奮気味に語った．「夜になって夫（息子）が帰ってくると，姑が何度も夫の名前を呼ぶ．そばにきてほしいということだと思う．最初のうちは反応していた夫もそれが何度か続くと面倒になって無視するようになった．それでも姑は大声で呼び続けて，そのうちあきらめるが，何度も夫を呼ぶその声が耳に残っている．最近は，オムツ交換をするときに姑が協力してくれなくなって自分の手首が痛くなった．それを夫に愚痴をこぼしても『介護の仕方が悪い』と言って取り合ってくれない．私のがんばりを認めてくれず，つらい……．この頃は夜も眠れず，子どもと話をしようと思っても言葉がうまく出てこない」と言う．看護師は妻の話を傾聴し，そのがんばりを認めたうえで，「その気持ちを私からご主人に伝えましょうか」と提案すると，「聞いてくれてありがとう．少し楽になりました．主人には自分で話をします」と言われた．

　家族の相互作用，介護者の体調不良は家族全員に影響すること，在宅療養者の視点だけでは在宅看護はできない，家族を看護の対象にしなければならないことを伝える教材にしたいと考えた．

❺　素材を教材にする

　この素材から 2 つの教材（**教材 0-1, 2**）をつくることができた．

📖 教材 0-1　訪問看護先の a さんの家族との暮らし

　a さん（82 歳女性）．半年前に肺炎で入院．入院中に肺結核を発症，長期入院になった．その間に日常生活自立度ランク C1，要介護 4 と認定され，一人息子の b さん（52 歳）の決断で，退院して在宅での療養を継続することになった．訪問看護が週 1 回開始になり，訪問看護指示書には「症状の観察と合併症予防，介護方法の家族指導」とある．a さんは，b さんが生まれてすぐ離婚し，小学校教師を務めながら 1 人で息子を育ててきた．

　b さんは，結婚して家庭をもってからは a さんと別居していたが，転勤で同じ地域に戻ってきた 20 年ほど前から a さんと同居するようになった．ただ，b さんの結婚にあたり a さんには相談がなく，「（その妻は息子が）勝手に決めた人」と a さんは言い，嫁にあたる c さん（48 歳）のことをよく思っていなかった．同居してからも嫁姑の仲は悪く，口げんかが絶えない．b さんが間に入り，なんとか収めていた．c さんは夫である b さんを大切に思い，その決断を受け入れる従順さがある．しかし，a さんと c さんの険悪な関係は変わらず，身体が思うようにならない a さんは

ストレスもあってcさんに厳しい物言いをする．それでも，cさんは不快な表情を浮かべながらも介護者としての役割はなんとか果たそうとがんばっていた．同時に，主婦として母親として家事はしっかりと行ない，訪問看護時には室内はいつも綺麗に片づいていた．

　bさんとcさんの間には2人の娘（18歳と16歳）がいて，5人暮らしである．cさんとの会話のなかには子どものクラブ活動の話がよく出てきて，娘たちの成長が楽しみな様子である．

教材 0-2 在宅療養開始1か月後の訪問看護での出来事

　週1回の定期訪問に行ったある日．玄関に出迎えてくれたcさんの表情が硬く，「お願いします」と一言だけで，すぐ自室に戻った．看護師はそのままaさんの部屋に入り，バイタルサイン測定，呼吸音，腸蠕動音などをアセスメントして変化のないことを確認した．その後はaさんが少し汗をかいていたので，上半身の清拭を行なうためのお湯をcさんにお願いして清拭し，約30分でaさんの観察とケアを終えた．

　その後，帰ろうとしたら別室でcさんが泣いている姿があった．そこで，そばに座って，背中をさすりながら話を聴くことにした．その間にcさんの気持ちがたかぶり，大きな声になったり泣き出したりした．約1時間，ときどき相槌や「大変でしたね」などねぎらいの言葉かけをしながら話を聴いた内容は次のようであった．

　「夜になって夫（bさん）が帰ってくると，姑（aさん）が何度も夫の名前を呼ぶんです．息子にそばにきてほしいのだと思います．でもそれが続いて何度目かになると，夫は面倒になって，『もう放っておけ』と言って，行ってくれません．それでも姑は大声で夫の名を呼び，そのうちあきらめるのですが，何度も呼ぶその声が私の耳に残っていて，胸が苦しくなるのです．そして，最近，オムツ交換のときに姑が変なところに力をいれて（介助するcさんに）協力してくれないので，私の手首が痛くなってきて……．それも夫に話しても，『介護の仕方が悪い』と言って取り合ってくれないのです．私のがんばりを全く認めてくれないのです．もうやっていられない．このごろ夜も眠れず，昨日，子どもと話をしようと思ったら，言葉がうまく出てこないのです……」と言う．

　「bさんにがんばっていることを認めてもらえないのが，もっともつらいのですね」と確認し，「そうです」と言うので，「私から一度ご主人（bさん）に奥様のがんばりをお伝えしてみましょうか」と提案してみると，「いえ，夫には自分で言います．話を聞いてもらえて少し楽になりました．もう少しがんばってみます」と言った．

　教材 0-1 は，家族の理解を促す教材である．**教材 0-2** は，姑の介護をめぐって，夫の理解が得られず，介護者である妻が体調不良を訴える家族への訪問看護の場面の教材である．

6 教材解釈

　教材ができたら，次の3点をしっかり検討するところから始める．

> ◉教材解釈のための3点
> 1. 学習者の視点でこの教材はどうとらえるか
> 2. 教員の視点では何をつかみとってほしいのか
> 3. 学習者の視点を教員の視点に近づけるためにはどんな授業展開やしかけ，どんな指導技術を活用するとよいか

　教材 0-1 の家族の理解から考えてみよう．

ⅰ　学習者の視点

　学習者は教材をどうとらえるかを考える．このときは，学習者の**レディネス**を把握することが大切である．教材の年代ではよくある，いわゆる「嫁姑の確執」問題が身をもって理解できる現代の学習者はまずいないであろう．

　なぜaさんは息子の結婚が不愉快であったのか．bさんは1人で育ててくれた母親（aさん）のことを大切に思っているだろうが，なぜcさんは自分を認めないbさんの言いなりになるのか．cさんはきちんと役割を果たしていると思われるが，なぜaさんはそのがんばっているcさんを認めないのか，などと，若者世代からの疑問や戸惑いが生じると思う．また，aさん，bさん，cさんのそれぞれの状況について一定の理解はできるが，嫁姑の関係，夫婦の関係，家族の関係などについては戸惑うことが多いと思う．

ⅱ　教員の視点

　この教材から何をつかみとってほしいのか，この教材から看護の本質や本時の主題につながる学びは何かを教員の視点で考える．

　家族はそれぞれ，独立性はあるものの，個々ばらばらではなく，お互いが相互に影響し合いながら暮らす，社会の最も小さい単位である．そして，家族は各自の役割を遂行しながら，夫婦，嫁姑，祖父祖母孫，親子，兄弟姉妹といったサブシステムとしても機能し，個々人がよりよく生きられるように，助け合って暮らしている．そういった相互作用の理解こそが家族の理解につながる．そして，個々人の看護ではなく，家族を1単位としてとらえ，看護することの必要性に気づいてほしい．

iii　視点を近づける授業展開の検討

　さらに，ⅰとⅱの両者の視点を近づける検討に進む．個々人としてとらえようとする学習者の視点から，つながり，相互作用，影響し合うもの，として家族をとらえられるようにするにはどうすればよいかを考える．

　まず，cさんに焦点をあてて，「cさんが病気で倒れ，1か月程度入院することになったら，aさん，bさん，そして娘2人，それぞれにどう思い，どうなるかを考えてみよう」と発問する．そうすると家族のなかで，cさんの果たす役割の大きさがわかると思う．さらにもう1人，介護を受けるaさんについても「夜に，aさんが息子の名前を呼んでも返答がなく，その後でベッドから転落して骨折で再入院することになったら，bさん，cさんはどんな気持ちになると思うか」と発問する．そうすることで，家族の一員に何かが起これば心も穏やかではいられなくなり，これまでの家族の暮らしが継続できない事態になる，それが家族であるという理解につながると考える．

　これを授業のなかで，どう展開するか，教材はどう提示するか，そして，発問や学習者同士の話し合いをどう設定するか，と考えて，筆者の場合はこの展開を**ワークシート**のかたち（形式）で教材にしていく．その実際は第2部の別の教材で紹介する．

▼▼▼

　筆者はこのようなプロセスで教材づくりをする．ただ，このプロセスは決して固定したものと考えなくてよい．最初に印象深い素材があって，**素材の吟味・精選を先にして，その後でどの単元，どの本時で活用するかを考えることもある**と思う．教材にする，というプロセスを省略して，教材の解釈をしながら，教材を形づくる，ということもありうる．教材づくりのプロセスは固定したものというより，このような思考を経て，教材づくりをするという理解ができるとよい．

　最後に，筆者が教材解釈のなかで特に大切にしたいことは以下の通りである．

> ●**授業づくりにあたり大切にしたいこと**
> 1. 感性から始まり，看護の本質へつながる授業展開を心がける
> 2. しかけや指導技術を活用する
> 3. 対話のなかで広がり，深まることを期待する

　さあ，取り組んでみよう．自分たちの看護実践こそ教材にするチャレンジに．

文献
1）新井英靖（編著）：知的障害特別支援学校「各教科」の授業改善―学習指導案実例＆授業改善にむけた提言．明治図書出版，2022.
2）新井英靖（編著）：特別支援教育のアクティブ・ラーニングとカリキュラム開発に関する実践研究．福村出版，2022.

第2部

教材づくりの成果

領域別事例集

1 基礎看護学
食事の援助

1 素材の収集

　成人看護学実習において，学生は進行性のS状結腸癌で開腹による手術療法を行なう患者Aさん（50歳代女性）を受け持った．ADLは自立し，認知能力も問題はなかったが，入院前より食欲不振がみられ，食事摂取量が低下していたため，体重減少，低栄養状態となり，栄養補助食品でサポートしていた．

　術後3日目に食事開始となったが，麻酔薬の副作用か，時折，嘔気が出現し食欲がなく，栄養補助飲料のみ摂取していた．術後疼痛，嘔気のため離床が進まずベッド上臥床で過ごすことが多かった．点滴・バルーンカテーテル・硬膜外チューブが抜去された．個室で室内にトイレはあったが，Aさんの希望でベッドサイドにポータブルトイレを設置した．その日の昼食時に，学生が食事を持っていくと，Aさんは「もうごはん？」「うわあ，食べたくない」と拒否的な発言がみられた．手術前に引き続き，手術後も食事摂取量は少なく，採血データからも低栄養状態であったため，学生は看護診断として「＃栄養摂取消費バランス異常：必要量以下」を挙げて，計画を立案した．

　術後4日目に，また学生が病室に昼食を持参し，食膳の置く位置や食事姿勢についてAさんに尋ねたが返事がなく，眉間にしわを寄せて難しい表情をしていたのがわかった．学生はどうしてよいかわからなくなり，泣きそうな表情で病室を出てきた．

　「Aさんが話してくださらないのです」と言うので，教員が一緒に病室に入ると，室温は高く，蒸し暑さを感じられ，つい先ほどAさんが排泄したであろうポータブルトイレからの糞尿臭があり，ベッド周囲には物品が散乱していた．

　教員は，その場でAさんに同意を得て，食事援助をいったん中止して，病室の外で学生と話をした．

　「あなたはいつもどのような場所で食事をしますか」「今の患者の部屋の状態をどのように思いますか」と，既習の知識を想起させつつ問いかけたところ，学生はハッとした表情になり，「私は，Aさんに食べてもらうことばかり考えていました．その『食べたくない』という気持ちに焦点があたっていませんでした．そして，食べたくなるような工夫について考えることもしていませんでした．先生に言われて，気がついたことが一杯あります．そこから取り組んでいこうと思います」と，表情も明るく学生から言葉が返ってきたので，学生をAさんのもとへ戻した．

　すると学生は，Aさんに換気すること，トイレを片づけること，照明を整えて再度配膳することの同意を得て，それらを手早く行なった．そのうえで，先ほどは返事のなかったAさんに「窓を開けましたが，寒くないですか」と問うと，「ああ，気持ちがいい」と言われ，眉間のしわもとれていた．そのAさんの表情や言葉が胸に響き，「自

分は今まで何をしていたのだろうと反省した」と，学生はカンファレンスで自戒の言葉を述べていた.

　その日から，食事前の環境調整を計画するようになった. 加えて，学生はＡさんにおいしく食べてもらえるよう，嗜好や生活背景を情報収集することができた. 視界，臭気への配慮，温かいものは温かく，おしぼりや温かいお茶も湯呑みに準備した.

　Ａさんの食事摂取量としては目覚ましい増加はなかったが，食事に対する否定的な発言はなくなり，Ａさんは，「あのとき，あなたが窓を開けてくれて，何か嫌なものが出て行ってくれたような気がした. ありがとう」と学生に伝えてくれて，笑顔で食事が摂取できるようになった.

❷ 素材を取り上げた理由

　人間にとって「食べる」という行為は，人間らしく生きていくために重要な基本的欲求である. しかし，さまざまな要因からその行動につながらない場合がある. Ａさんは，がんの告知を受け，手術をすればこれまでの症状が改善すると信じて期待し，手術を受けた. けれど，麻酔の影響もあり，術後の回復が思ったより進まず，食事をするという気には到底なれていなかった. 普段のＡさんなら，自分の身の回りは綺麗に片づけて，暑さや臭いといった環境面での問題点などは自ら看護師に訴えていただろうと推測する. しかし，このときは今の自分の不遇さに囚われ，まるで未来を閉ざしたかのようであったと思われる. 学生は，Ａさんによくなってもらいたい，なんとか食べてもらいたいという気持ちはあったと思う. しかし，本当に立場が転換し，他者を自分の延長線上に感じ，看護師として「相手のために在る」という真摯な思いを抱けていたかというと，やはりそうではなかったと考えられる. 学生の自らの気づきと行動変容，そしてＡさん自身が気づかなかった環境を変える，整えるという関わりを通して，対象は看護により変化することを学んだのである. まさに，メイヤロフのいう「専心する」という看護を見つけることができたのである.

　この素材は，2年次の実習事例ではあるが，教員の発問に対して，1年次生の学びが想起でき，学生のその後の成長を喚起した内容である. Ｓ状結腸癌術後の看護や，食欲不振の看護，低栄養状態の看護，嘔気のある患者の看護など，成人看護学・臨床看護学総論の科目でも使用できる素材ではあるが，インパクトの強かった食事と環境をテーマとした基礎看護学で教材化することを選択した.

❸ 学習目標（主題）の確認

科目名　　：**基礎看護学 生活援助技術 II**（食 14 時間・排泄 16 時間）
配当年次　：1 年次後期（1 単位 30 時間）
科目目標　：人間の生活における生活行動の意義を理解し，対象者への生活援助の技術を学ぶ.

1. 人間の健康にとって食事・排泄の意義が理解できる.
2. 健康な食事・排泄を行うためのアセスメントの視点が理解できる.
3. 食や排泄に障害をもつ対象へ必要な生活援助技術が習得できる.

科目の概要（食の単元のみ）

回	主題	方法
1	食事の意義・食生活への関心	講義・演習・ワークシート
2	食事のアセスメント（栄養状態・摂食と嚥下の機能）：食事方法の選択（食事の種類と形態）	講義・演習・ワークシート
3	食事援助の基礎知識・技術：①環境	講義・演習・ワークシート
4	食事援助の基礎知識・技術：②食事援助の方法・誤嚥予防	講義・演習・ワークシート
5	健康障害のある対象の食事援助の方法	講義・演習
6	食事援助の実際	演習・カンファレンス・レポート
7	非経口的摂取方法の援助	演習

　看護学原論で看護とは何か，看護・人間・健康・環境・社会について考える．基礎看護学の生活援助技術Ⅰ「環境調整」で療養環境を整える方法の理解と援助，生活援助技術Ⅱ「食・排泄」で健康障害のある対象への食事・排泄の意義や援助に必要な技術を学んでいる．この教材は，第3回目の授業で私たち（学生自身）が日常生活のなかで当たり前に行っている食事とその環境，環境によって左右される人間の心理について，療養環境を整える看護師としての視点で必要なものを考え，臨地実習で出会うさまざまな患者への看護実践へとつなげることを目標とする．

> ◉本時の学習目標
> 1. 環境が食事に及ぼす影響を理解する
> 2. 看護における食事援助の重要性を理解する

④ 素材の吟味・精選

　学生の学習進度は，基礎分野−生活科学，専門基礎分野−解剖生理学（消化器系）・形態機能学（食べる）・栄養代謝，専門分野−看護学原論（単元−環境）は既修である．

　Aさんは入院前から食欲不振，食事摂取量低下，体重減少と低栄養状態にあった．手術後の状況改善を期待していたが，麻酔の影響が残り，症状の軽減が思うように図れず，食事摂取も進まない状態に苦しんでいる．S状結腸癌という病態からくる不安に加え，術後の身体的変化に囚われて，自室の環境に関心がいかない事態を招き，食事どころではないというのがAさんの心理状態であった．これは「うわあ，食べたくない」という発言が物語っている．Aさんには食事の意義を理解し，食べることは免疫を高め，病態を改善し，生きることにつながるという実感を得てほしい．食事を楽しめることは生活を豊かにする．患者の心身の状態を理解し，患者の立場に立って，食事を援助するとは生きる活力や活動性を高めることにつながると学生にもわかって

ほしい．日々の環境整備の重要性，私達の普段の食事と，療養を余儀なくされている人の食事ではどのような点が違うのか考えることのできる教材である．

⑤　素材を教材にする

この素材から 2 つの教材を作成することにした（**教材 1-1, 2**）．

📖 教材 1-1 ｜ 術後回復のための食事の意義

　あなたは，基礎看護学実習で初めて生活の援助を行なう看護学生．受け持ち患者の A さん（55 歳女性）は，S 状結腸癌のため開腹し，S 状結腸切除術を受けて 3 日目．入院前より食欲不振，食事量低下，体重減少があった．麻酔薬の副作用で，嘔気が出現し食欲がなく栄養補助飲料のみ摂取している．点滴・バルーンカテーテル・硬膜外チューブは抜去され，個室にて室内にトイレはあったものの，本人の希望でベッドサイドにポータブルトイレを設置している．

　術後 4 日目の昼食配膳時，食膳の置く位置や食事姿勢について援助し，食事を促したが，A さんは「うわあ，食べたくない」と言い，食事を見ることもしなかった．学生は A さんの言葉に圧倒され，呆然とした．かすかにポータブルトイレからの糞尿臭があり，ベッド周囲に物が散乱していた．

📖 教材 1-2 ｜ 食事前の環境調整の意義

　学生は A さんの食事拒否と食事の意義の振り返りから，A さんにどうしたら食べてもらえるかを考え，食事前の環境調整を計画するようになった．加えて，学生は A さんにおいしく食べてもらえるよう，嗜好や生活背景を情報収集することができた．換気，ベッドまわりの整理整頓，温かいものは温かく，おしぼりや温かいお茶も湯呑みに準備した．A さんの食事摂取量としては目覚ましい増加はなかったが，食事に対する否定的な発言もなくなり，A さんは，「あのとき，あなたが窓を開けてくれて，何か，嫌なものが出て行ってくれたような気がした．ありがとう」と言い，笑顔で食事が摂取できるようになった．

---

⑥　教材解釈

i　学習者の視点

【教材 1-1】

　学習者はまだ 1 年次後期の段階にあるため，S 状結腸癌やその看護について理解が不足している．特に，術後の回復状況や予後についてはイメージすることも困難な状況にある．しかし，既習の知識の想起だけの学習方法ではなく，わからないことを自

分で見つけ，解決していくという方法は，専門職として大切な学習方法である．これらをふまえると 1 年次という初学者としては難易度が高いのではないかと予測する．

　食事の意義については，本単元の 1 回目の授業で学んでいるが，活用できるかは不明である．また，学生は，A さんの発言の裏に隠れているさまざまな思いに気づこうとする前に，「うわあ，食べたくない」と拒否されたことによる動揺のため，頭が真っ白になり，次の行動がとれなかったことが想像される．

【教材 1-2】

　教材 1-1 の場面を通して考えた A さんへの食事援助計画の実践が，A さんの変化を生んだことを提示し，それが何であったかを推測するための教材である．ただし抽象的な思考を期待するものであるため難しい可能性がある．

ⅱ　教員の視点

【教材 1-1】

　A さんは，食事をすることが生きる活力となり，免疫力も得られ，術後の回復につながることを十分理解していると思われる．とにかく手術すれば，以前の自分のように戻れると期待していたのではないか．しかし，術後 3 日たっても，時折，吐き気があり，思ったように術後回復できていない，という不安や焦りが募り，食事どころではない様子である．食事の意義はわかっていながら，食べられないことほどつらいものはないともいえる．A さんの不安や思いに対する傾聴の必要性を理解できるよう，また，そのことが，（A さんの食事に対する）援助のなかでどのようなつながりをもつのか，A さんに対して具体的にどう関わるのかを考えるよう示唆することが大切である．客観的に現在の回復状況を A さんに理解してもらうことが必要であるが，おそらく医師へのインフォームド・コンセントの依頼をすることに学生が気づくことまでは難しいと考えられる．

【教材 1-2】

　病状の変化のないなかで，「換気」をしたことが，A さんにとってどれほど価値が大きいものであったか，学生は気づいていただろうか．ナイチンゲールの『看護覚え書』の第 1 章は「換気と保温」である．換気は，外の空気を取り入れ，淀んだ室内の空気を新鮮にすることである．衛生管理の意味合いが強いように思われるが，それだけではない．入院患者にとって，外の世界と室内がつながっていることを実感させ，いつまでもこの狭い病室にいるわけにはいかないという，闘病意欲につながる希望の光・空気・窓なのである．また，ベッドまわりの閉塞（室温の高さ，糞尿臭，物品の散乱）した環境は，術後の身体的変化に囚われ，自己に視野が集中している状況をより堅固にしていたのであるが，換気と環境調整は，そこに風穴を開けたことにもなる．これらの意味を掘り下げることが，今後の看護にも役立つのではと考えられる．

iii　視点を近づける授業展開の検討

教材 1-1 では，事前学習を含め，事例の理解に時間をとることが必要であり，理解が深まらない点については教員の補足説明が必要である．そのうえで，A さんの「うわあ，食べたくない」という拒否的発言の意味は何かを，事例との関連及び自己の体験を引き出しながら，情意面にはたらきかけて深く考えるよう促す．

例として，①がんであること，②術後の回復状況，③麻酔の副作用，④活動量の低下，⑤入院環境の変化など，「学生が A さんだったら……」または「学生の母親が A さんだったら……」など，A さんの立場をイメージできやすいよう声かけをし，その言葉の背景にあるものを発見する手助けをする．食べたいことの裏返しであるのか，もう人生をあきらめているのか，看護職の役割である生活の援助は，「食べることは生きること」という意味を理解すればするほど重要であることを学ぶことができる．

A さんの思いを想像することができれば，食事の意義と照らし合わせ，A さんにどうなってほしいか（願い）を考えることができる．そうなれば，その願いを叶えるために，どうすればよいかを想像することができる．できる限り，A さんの環境を画像で示すと工夫や発見が想像しやすくなると思われる．しかし，これまでは，既習の知識や体験から発想できることかもしれないが，願いを叶えるための援助を一般化し，必要な援助を見出すのは難しい．不安の緩和や，普段の食生活に近づけるための情報収集・好物などの情報を得て，食行動のきっかけをつくるなど，文献やウェブ検索を提示し，一部，調べ学習を促すことも必要である．

最終的に，食事援助における看護職の役割を自分の言葉で述べることを促すが，以下の 4 点が文章中に現れることを期待したい．

> **●学生の学びで理解を期待したいこと**
> 1. 一口ひと口摂取する食物が，患者の栄養状態を改善し，回復促進につながるばかりではなく，心身のエネルギーや活動の原動力を増す
> 2. 患者は今，置かれている環境が適切かの判断は難しい
> 3. 患者が食事をおいしく食べられるよう，看護職が現在の状態を把握し，患者に適した食事環境・食事内容を，患者の思いを傾聴しながら，援助しなければならない
> 4. 生きるために必要不可欠な食事の意義を患者に理解してもらうための教育指導が重要である

教材 1-2 では，笑顔で食事ができるようになった要因を問うことで，食事援助における看護の役割をつかむことにつながり，また，A さんの「あのとき，あなたが窓を開けてくれて，何か嫌なものが出て行ってくれたような気がした」という発言の意味をさぐることにも波及する．特に，換気をしたことが，A さんにとって，どれほどの変化を生んだのか，その「心の窓を開いた」ことになったということについて学生に想像を促すには，解放感につながった過去の体験の想起など，視野を拡大する問いをかける必要がある．

▼▼▼

これら一連の学びを導く**ワークシート**を 108 頁に示す.

〔素材提供：赤毛智美〕

▶ Column ┃ パターン相互作用論の効果

　統合失調症のXさんは，40歳代の男性．1日3回，決まった時間に病棟入り口付近にあるごみ箱を漁りに行きます．Xさんに臨地実習で出会った学生は，「手がよごれますよ」「汚いですから，やめましょう」「なぜごみを漁っているのですか？」などと制止の声かけや，対象者として彼を理解しようと質問を投げかけますが，答えははかばかしいものではありませんでした．いずれのパターンで声をかけても，Xさんはろくに返事されず，一向にごみ漁りをやめないのです．

　困り果てた学生が，授業で教わったパターン相互作用論を思い出し，パターン観察を始めたところ，彼がごみを色分けしていることに気づきました．そこで，Xさんの人生の文脈（過去・現在・未来）のなかで，Xさんの現実をとらえようとしました．Xさんがごみを色分けしているのは，彼が「仕事」をしているからなのではないか──．

　その人生を遡ってみると，これまでの職業人生のなかで働きたいと思いながらも，人間関係の問題で会社を辞めざるをえず，発症後は入退院を繰り返すという挫折の連続でした．そこで学生は，Xさんの人生の意味を深く考え，働きたいというニードがあるのではないかと洞察しました．それで，そうした意味を反映し，かつXさんが受け入れやすい言葉として，「お疲れさまでした」と声をかけてみたのです．すると，どうでしょう．Xさんは，「あぁそうか，終わろうか」と応え，納得してごみ漁りをやめたのです．

　当初の，ただ制止するという対立的パターン統合から，パターン観察を行い，患者のニードを反映した声かけにより，相互的パターン統合に変化した瞬間でした．

〔石束〕

2 基礎看護学
活動意欲を引き出す援助

1 素材の収集

　Bさん（80歳代男性）の診断名は，慢性心不全急性増悪，陳旧性心筋梗塞，脳梗塞後遺症（左片麻痺）．70歳代で心筋梗塞を発症し，冠動脈バイパス術を行なった際，術後脳梗塞を合併し軽度の構音障害（ゆっくりであれば会話可能）と左片麻痺が残った．その後は介護老人福祉施設で療養生活を送っているが，心不全の増悪により入退院を何度も繰り返し，ADLは徐々に低下していた．今回も慢性心不全急性増悪のため入院となり，入院21日目から学生が受け持った．

　Bさんは急性期治療を終え，内服薬による心不全のコントロールを行ないながら日常生活を送っており，来週末には退院予定であった．しかし，Bさんは終日傾眠傾向にあり，尿や便をオムツ内に失禁していても自ら訴えない状況であった．看護師はBさんの日中の覚醒を促すため車椅子に移乗させ，ラジオをつけたり，塗り絵を促したりしていたが，しばらくすると流涎がみられるほど眠り出し，姿勢は崩れ車椅子から滑り落ちそうになっていた．また，食事を準備しても自分で食べようとせず，しばらくすると眠り出し，介助をしてもむせ込みがみられ，食事は1割ほどの摂取であった．

　学生はBさんが不活動による廃用性症候群を呈しており，この状況では二次的合併症を引き起こし退院できなくなると考えた．そのため，車椅子による散歩とコミュニケーションを図ることを計画し，関わることにした．学生は日光にあたれるよう廊下の窓近くまで連れて行き，Bさんのペースに合わせゆっくりと会話を行なった．会話のなかで，心筋梗塞の発症まで書道の先生として子どもたちに教えていたこと，介護老人福祉施設ではレクリエーションへの参加が楽しみであったことを知った．学生はレクリエーションに書字活動を促すことで活動意欲を引き出せるのではないかと考えた．

　次の日，学生は便せんと筆ペンを準備し，Bさんに書字活動を行なうことを提案した．するとBさんは目を輝かせ大きく「うん」と何度も頷いた．車椅子への移乗も早くしてくれと言わんばかりにソワソワと自ら移乗しようとする動作がみられた．学生がBさんの準備を整え，筆ペンを渡すとBさんは今まで見たことがない満面の笑みで筆ペンを握り，紙一面に「嬉しい」と書いた．そして，2枚目に「ありがとう」，3枚目には「学生さん，国家試験がんばれ」と書き，学生に優しく微笑んだ．

2 素材を取り上げた理由

　人は生活を営む存在であり，さまざまな目的を達成するために活動を行なう．活動とは，一般に「はたらき動くこと．いきいきと，また，積極的に行動すること」[1]と定

義され，なかでも人が生命を維持し，毎日の生活を送るために必要な起居動作や食事，排泄などの身体的活動を日常生活活動（ADL）という．

　疾病により ADL が障害されると，人がこれまであたりまえのように行なっていた生活ができなくなる場合があり，看護者は患者の自立度に合わせ，ADL を助け，生活を整える必要がある．本事例においても，B さんは慢性心不全急性増悪による活動耐性低下に加え，脳梗塞による左片麻痺のため ADL の援助が必要な状況であった．看護師は生きることを支えるため食事や排泄の援助をし，生活リズムを整えるため日中は座位を促し，ラジオをつけるなど覚醒を促す援助を行なった．しかし，B さんは車椅子に座ったまま「眠る」といった「活動する」こととは真逆の結果が生じていた．

　ヴァージニア・ヘンダーソンは，看護を必要とする人々の『14 の基本的ニード』のうち，『活動』に関するニードを『4. 身体の位置を動かし，またよい姿勢を保持する』以外にも，『12. なにかをやりとげたという感じをもたらすような仕事をする』『13. 遊ぶ，あるいはさまざまな種類のレクリエーションに加わる』を挙げ，これらの活動を援助することが基本的看護であると述べている[2]．つまり，活動の援助とは，ただ人の動きを助けるだけではなく，その人が楽しみや喜び，生きがいややりがいなどを感じられるような活動を援助することが看護なのである．本素材の学生は，まさに看護の対象となる患者の楽しみや喜び，やりがいを引き出す活動の援助を実践できた 1 例であり，B さんが筆を握ったときの目の輝きや満面の笑みは，私たち看護師の心が震える瞬間でもあった．

　人には，その人がそれまでずっと継続してきた「生活の営み」がある[3]．看護師はその人がこれまでどのような方法で生活を送ってきたのか，どのようなことを好み，楽しみにし，生きがいとしてきたのか，大切にしているものはなにかなどを知り，『その人らしい生活』に着目した ADL の援助を行なうことで，その人のもつ回復力が引き出せることを理解してほしいと思いこの事例を選択した．

③ 学習目標（主題）の確認

科目名　　：**生活援助技術Ⅰ**（環境調整技術および活動/休息の援助技術）

配当年次：1 年次前期

科目目標：人間の生活における環境と活動・休息の意義を理解し，日常生活の援助を行なうために必要な基礎的知識・技術・態度を習得する．

科目の概要

回	主題	方法
1	人間にとっての環境の意義を理解する	講義・グループワーク
2	病室・病床の環境整備の目的・方法・留意点を理解する	講義・グループワーク
3	病床環境についてアセスメントし環境調整を実施する	演習

4	ベッドメイキングとリネン交換を実施する	演習
5		
6	人間の生活における活動の意義を理解する	講義・グループワーク
7	活動のアセスメントおよび体位変換の方法を理解する	講義・グループワーク
8	体位変換の基礎的知識を活用し安全・安楽に実施する	演習
9		
10	歩行・移乗・移送の援助方法を理解する	講義・グループワーク
11	歩行・移乗・移送の基礎的知識を活用し安全・安楽に実施する	演習
12		
13	人間の生活における睡眠・休息の意義を理解し，睡眠・休息のアセスメントと援助方法が理解できる	講義・グループワーク
14	睡眠・休息の基礎的知識を活用し安全・安楽に実施する	演習
15	終講試験	筆記試験

　本科目の第6回目で，本教材を使い「人間の生活における活動の意義」について理解を促していく．

> ●本時の学習目標
> 1. 人間の日常生活活動（ADL）を理解する
> 2. 人間の生活における活動の意義について考える

4　素材の吟味・精選

　本科目は1年次前期（9月）に開講する．対象学生の学習進度は，基礎分野の「人間と生活・社会の理解」として学校所在地である鹿児島の文化と生活，生活と科学，人間関係論，社会学・家族社会学を履修中である．また，専門基礎分野の「人体の構造と機能」は履修中である．専門分野では看護学概論，地域・在宅看護概論Ⅰ（地域に暮す人々の理解），共通基本技術Ⅰ（安全・安楽の技術，感染防止の技術），共通基本技術Ⅱ（コミュニケーション）を履修中であり，7月には基礎看護学実習①での見学実習を通し入院生活を送っている人々や生活しながら外来に通院している人々，看護師の役割について学んでいる．

　本科目は「環境調整技術」と「活動/休息の援助技術」の2つの単元からなり，環境調整技術で人間にとっての環境の意義について学び，現在，環境調整の技術練習を行なっている．本単元である「活動/休息の援助技術」は後期に開講予定の生活援助技術Ⅱ（食事・排泄の援助技術），生活援助技術Ⅲ（清潔の援助技術）の基盤となり，基礎看護学実習②で初めて受け持ち患者に看護実践を行なうためにも必要不可欠な単元である．

　素材は，慢性心不全急性増悪によって入院している80歳代の高齢男性の事例である．対象学生は心不全の病態を学んでいないが，地域・在宅看護概論Ⅰでは地域の高

齢者と接していたり，基礎看護学実習①で入院している高齢患者の様子を見学していたりするためイメージはもてると考える．また，構音障害・左片麻痺に関しても「言葉が話しにくい患者」「左上下肢が自分で動かせない患者」であることは理解できると考える．さらに本事例は「人が活動」するためには体を支える，立つ，歩くなどの身体的要因と，自ら動こうとするニーズや意欲などの心理・社会的要因が必要であることを促し，活動の概念・意義について理解しやすい「教材」であると考えた．

⑤　素材を教材にする

　学習目標に沿って，本事例を用いて2つの「教材」を作成する．
　まず，学習目標1の「人間の日常生活活動（ADL）を理解する」を学ぶものとして，
①自分の日常生活を振り返り，人間にとっての日常生活活動（ADL）を理解する
②人が不活動状態になることで生じる心身への影響を理解する

　この2点を包含できる**教材 2-1** を作成した．

📖 教材 2-1 ｜ 人間にとっての日常生活活動（ADL）を考える

　Bさん（82歳男性）．診断名は，慢性心不全急性増悪，陳旧性心筋梗塞，脳梗塞後遺症（構音障害・左片麻痺）．脳梗塞により構音障害（ゆっくりであれば会話可能）と左片麻痺がある．介護老人福祉施設で療養生活を送っているが，慢性心不全急性増悪により入退院を何度も繰り返していた．Bさんは今回も慢性心不全急性増悪のため入院となり，入院21日目から学生は受け持った．

　Bさんは急性期治療を終え，内服薬による心不全のコントロールを行ないながら日常生活を送っており，来週末には退院予定であった．しかし，昼夜問わず傾眠傾向にあり，反応も乏しく，シーツが汚染するほど尿や便を失禁していてもBさんからの訴えはなかった．また，食事をセッティングしても無表情で自ら食べようとせず，介助者が食事介助をするとむせ込むような状況であった．

　1年生である学生は病態を学んでいないため，入院までの経過は割愛した．また，病態がわからなくてもBさんが不活動状態で活気がない状態をイメージでき，廃用症候群の定義と照らし合わせられるよう「昼夜問わず眠っている」「反応が乏しい」「自ら訴えない，食べない」「無表情」「むせ込む」といったワードを多用し，Bさんへの日常生活活動を促す援助が必要であることを考えられるようにした．

　次に，学習目標2の「人間の生活における活動の意義について考える」ために，①活動には「身体機能」に加え，「活動意欲」が重要であることを理解する，②その人らしい日常生活活動を支援するとはどのようなことなのかを考えられるようにする，この2点を学ぶことができるよう，**教材 2-2** を作成した．

教材 2-2　人間の生活における活動の意義を考える

　　日中の覚醒を促すため，学生はBさんを車椅子に移乗し，ラジオをつけたり塗り絵を促したりしたが，塗り絵をしようとはせず，しばらくすると車椅子に座ったまま，流涎がみられるほど眠り出した．

　　次の日，学生はBさんを車椅子に移乗し，病棟内の散歩を行ないながらコミュニケーションを図った．そのなかで，Bさんは心筋梗塞を発症するまで書道の先生として子どもたちに教えていたこと，介護老人福祉施設ではレクリエーションに参加するのが楽しみであったことを知った．

　　さらに次の日，学生は便せんと筆ペンを準備し，Bさんに書字活動を行なうことを提案した．するとBさんは目を輝かせ，大きく「うん」と何度も頷いた．そして，ベッドからの起き上がりや車椅子への移乗も自ら行なおうとする動作がみられ，学生がBさんに筆ペンを渡すと今まで見たことがない満面の笑みで筆ペンを握り，紙一面に「嬉しい」と書いた．そして，2枚目に「ありがとう」，3枚目に「学生さん，国家試験がんばれ」と書き，優しく微笑んだ．

　　次の日，なぜ学生がBさんに書字活動を促したのかの理由はあえて記載せず，学習者に考えてもらう教材とした．また，書字活動を通して，今までとは別人のように活き活きとしている様子がわかるよう，Bさんが自ら動こうとしたことやその表情，Bさんの書いた文字は教材のなかにそのまま残した．

⑥　教材解釈

　　開発した2つの教材をどのように授業で提示するかを考える．そのために，まず，学習者の視点と，教員の視点から考え，どのように授業展開するかを考える．

ⅰ　学習者の視点

【教材 2-1】

　　青年期にある学生の多くは健康であり，日常生活をあたりまえのように送っているため，日々の日常生活を意識したり，自分で動けないことがどれほど不便か経験した者は少ないと考える．また，活動には生理的欲求に伴う活動と，自分が好きなこと，やりたいという意欲のもと行なう活動の2つがあることを意識している学生は少ないと考える．

【教材 2-2】

　　教材 2-1 で，人間は24時間活動を行なうことで生活が成り立っていること，自分で動けない患者には日常生活活動の援助を行なう必要があることは理解できたが，なかには「座れば活動」「歩けば活動」ととらえている者もいると考える．

ⅱ　教員の視点

【教材 2-1】

　24 時間の生活のなかで人間は活動しない時間はほとんどなく，眠っている状態ですらも寝返りを打ち体位を調整している．このように人間が生活するためには，姿勢を整えたり，立って目的地まで歩いて移動したりとすべてに「活動」が伴うこと，「活動する」ためにはとても高度な身体機能と「活動への欲求・意欲」が必要なことを理解してほしい．

【教材 2-2】

　活動とは動くことだけでなく，活き活きと，積極的に行動することが含まれる．人は目的をもって活動しており，活動への基本的欲求として仕事などの活動を通し何かを生産したり，音楽やドライブ，映画を観たりするなど余暇的活動があること，これらは生きていくうえで必要不可欠な活動であることを理解してほしい．そして，疾病や入院生活によりこれらが行なえない患者がその人らしい日常生活を送るための活動とは何か，その人の活動意欲を引き出す援助とはどのようなことかを理解してほしい．

ⅲ　視点を近づける授業展開の検討

【教材 2-1】

　まずは自分の普段の日課を書き出し，生理的欲求に伴う活動と，自分らしさを保つために行なっている活動に分けてもらう．そのうえで，活動するために必要な要件として「動くための身体機能」と「活動への欲求や意欲」がそろわなければ「活動は行なえない」ことを理解できるようにする．そして，疾病により動くための身体機能になんらかの障害がある患者や意欲が低下している患者に対し活動の援助が必要であることを理解できるようにしていく．

【教材 2-2】

　学生が B さんになぜ車椅子での散歩や書字活動を取り入れたのかを考えてもらう．そして，B さんになぜこのような変化がみられたのかを意見交換してもらい，「その人らしい日常生活活動を支える援助とは」について考えてもらう．

▼▼▼

　これらの学びを連ねた**ワークシート**を 110 頁に示す．

文献

1)　新村出（編）：広辞苑，第 7 版．岩波書店，p580, 2018.
2)　茂野香おる，他：系統看護学講座　専門分野　基礎看護学 [1]　看護学概論，第 17 版．医学書院，p102, 2020.
3)　ヴァージニア・ヘンダーソン：看護の基本となるもの，最新装版．日本看護協会出版会，2016.
4)　任和子，他：系統看護学講座　専門分野 基礎看護学 [3] 基礎看護技術Ⅱ，第 18 版．医学書院，2021.
5)　香春知永，他：系統看護学講座 専門分野　基礎看護学 [4] 臨床看護総論，第 7 版．医学書院，2022.

3 地域・在宅看護論
在宅での看取り

① 素材の収集

　訪問看護ステーションに 1 本の電話があった．電話の主は病院勤務の看護師（50 歳代女性）からで，用件はその父である C さん（70 歳代男性）の在宅での看取りを行なうための訪問看護の相談と依頼であった．C さんは，心不全，COPD，高血圧，糖尿病の診断，同時に，肝臓・腎臓の機能低下が指摘され，積極的な薬物療法は行なえないとの判断で在宅療養を行なうとのことだった．

　C さんは 15 歳で大工の仕事を始め，その道一筋で生きてきた．「一家の大黒柱として，肉体労働である大工仕事をし続けた，優しく楽しい父だった」と娘が話すと，「酒とたばこが大好きで，一夜にして，子どもたちに遊具を作り，あっと驚かせることが好きだった」と C さんの妻（60 歳代女性）が教えてくれた．妻は 50 歳ごろから関節リウマチを発症し，薬物療法を行なっているが，関節症状が著しく変形もあり，自分の身の回りのことを，時間をかけて行なうのが精一杯の状況である．娘には社会人の息子と大学生の娘がおり，同居する家族はその夫を含め 6 人で，とても仲のよい家族である．

　C さんは 40 歳のときに，職場健診で高血圧を指摘されたが，仕事が忙しく受診はせず，付き合いでの飲酒・喫煙もやめることができなかったという．50 歳のころ，倦怠感が現れ受診，このときは糖尿病と診断された．60 歳の夏，仕事中に胸の痛みを自覚，救急搬送され，心筋梗塞の診断を受け，入院加療．退院後は禁煙し，食事療法・薬物療法を継続，定期的に通院しながら大工の仕事を続けていたという．

　65 歳のときに，息切れ・疲労感・呼吸困難感・浮腫がみられ，緊急入院し，COPD，急性心不全の診断を受け，酸素療法開始．その後，在宅酸素療法を行ない，1 か月に 1 回通院し，療養生活を継続していた．その間も，大工技術を活用し，家の改築，造園などをして，楽しい療養生活を送っていたという．70 歳の誕生日，全身に発疹が出現し，全身瘙痒感と呼吸困難感を自覚し，病院受診．薬物アレルギーと診断された．

　ステロイド内服などの検討がされたが，血液検査の結果，肝機能低下，腎機能低下を指摘され，同時に呼吸機能低下，心機能低下もあるため，積極的な薬物療法は行なえないと医師の説明があった．内服薬は中止．呼吸困難感が落ち着いてきたため，C さんと家族（妻，娘，その夫）と医師，栄養士，病棟看護師，訪問看護師，薬剤師，メディカルソーシャルワーカーとのカンファレンスが行なわれ，「病院で治療を続けても（予後が）よくなる見込みがないこと」「余命は 2，3 か月くらいであること」を告知された．ACP の結果，DNAR に関する方針が共有され，「家で過ごしたい」という C さん本人

の希望により，在宅での看取りを選択した．Ｃさんは，「孫に囲まれて，笑って逝きたい」「迷惑をかけるけど，ちょっとの間だからがんばってね．よろしくね」とユーモアを交えて笑顔で語った．訪問看護師は，清潔のケア時の注意点や呼吸困難感が出現したときの呼吸法，起坐位保持のさまざまな工夫，栄養指導，緊急時の連絡先，いつでも連絡してよいことなどをＣさんと家族に話した．

　自宅に戻ったＣさんは，訪問看護師に，若かったころの話，娘が生まれて涙が出た話，失敗も多かったけど楽しい人生だったと昔話をした．孫が自宅にいるときは一緒にＣさんの話を聞いた．それは昔の片思いの相手の話などで，お孫さんにからかわれたりする笑顔の溢れる日々を過ごした．自宅に帰って 4 週間が経過し，薬物アレルギーの湿疹跡がプロペト塗布の継続によりようやく消えかけてきたころ，Ｃさんは，不眠を訴えるようになった．起坐位での睡眠が苦しくなってきたようだ．

　またＣさんは，トイレ歩行やシャワー浴などの体動時には頻脈になり呼吸困難感が出現する頻度が高くなった．娘の看護師は，酸素流量のアップを希望したが，主治医は，1 L〜2 L/分を守るように指示した．体動後の酸素飽和度の戻りが悪くなり，安静時も91％より上がらなくなった．お孫さん 2 人は，学校や仕事の合間をみて，Ｃさんのトイレ移動，シャワー浴や話し相手にも積極的に関わっていた．「孫は最高だよ」と努力呼吸の合間に見せた笑顔が印象的であった．在宅療養を始めて，6 週間が経過するころには自力での起坐位保持が難しくなり，首は前にうなだれ，時折，意識がなくなったりすることがみられるようになった．それでも，お孫さんが大学から帰宅し，「じいちゃん」と呼びかけると，しわしわのごつごつした手を握りしめ，手を前に突き出し，お孫さんとグータッチをして，お帰り代わりの挨拶を交わしていた．

　深夜になって，「呼吸が荒い，顔色が悪い」と訪問看護ステーションに家族から電話があり，訪問看護師が駆けつけたところ，Ｃさんのまわりには家族が寄り添っていて，肩呼吸であったが，とてもうれしそうな優しい微笑を浮かべていた．時々，うんうんとうなずいている様子もあった．主治医に報告し，このままで様子を見ることにした．

　2 時間後に，家族に看取られ呼吸が停止した．なくなる前日も，本人の希望で，お孫さんが清拭や着替えを手伝ってくれたということであった．

❷ 素材を取り上げた理由

　在宅での看取りは，今後，増えていくと予想される．しかし，在宅での看取りには課題もある．最も大きいのは介護者の有無，介護者の負担であろう．日本財団の「人生の最期の迎え方に関する全国調査（2020 年）」では，高齢者の58.8％が最期を迎えたい場所として「自宅」を挙げていた．しかし，希望と現実は違っている．看取る家族の大変さ，老老介護や独居が多い現状において，希望してもなかなかそれを叶えることが難しい．

　この素材は，自宅でその人らしい最期を迎えられる「幸せ」が伝わる素材である．療養者の人柄やこれまでの生き方などにも大きく影響を受けると思うが，仲のよい家

族が支え合って，医療者の支えも得て，大切な家族を看取ることの意義が伝わる教材であると思う．

　人は必ず死を迎える．コロナ禍のなかで，感染隔離のために孤独・孤立環境を余儀なくされて迎える死は，その当事者たちにとって寂しい死だったのではないかと思う．そして，家族にとっても受け入れがたい死ではなかったかと筆者は思う．コロナ禍での死を体験した私たちは，改めて人の死について考えなければならない．終末期の在宅療養者と家族のあり方，そして，看護師の役割を考えたいと思う．

❸ 学習目標（主題）の確認

科目名　　：**在宅療養者と家族の看護**

配当年次　：2年次後期（1単位30時間）

科目目標　：さまざまな健康状態にある在宅療養者と家族を理解し，時間や場などで途切れることなく継続して支援することの意義とその方法を理解する．

科目の概要

回	主題	方法
1	在宅療養者の理解（発達段階・健康レベル）	講義・演習
2	在宅療養を支える家族の理解	講義・演習
3	自己決定支援・ACP	講義・演習
4	初回訪問時，信頼関係構築のために	シミュレーション学習
5	健康レベルと看護—長期療養	講義・演習
6	健康レベルと看護—リハ期	講義・演習
7	健康レベルと看護—急性増悪期	講義・演習
8	健康レベルと看護—終末期	講義・演習
9	健康課題—認知症の療養者と家族	講義・演習
10	健康課題—障害児と家族	講義・演習
11	退院支援・退院カンファレンス	講義・演習
12	多職種連携・協働	講義・演習
13	事例演習（難病の療養者訪問場面）	シミュレーション学習
14	事例演習（難病の療養者訪問場面）	シミュレーション学習
15	まとめ，終講試験	講義・試験

　1単位30時間の本科目のシラバスは上記のとおりである．開発した教材は第8回目に活用する．

　在宅で療養生活を送るさまざまな健康状態（健康レベルや健康課題）にある人とその家族を理解し，健康レベル・課題に応じた看護について考える．在宅では，長期の慢性的経過をたどる療養者，リハビリテーションを受ける療養者，急性増悪期の療養者，終末期の療養者，そして，認知症の療養者や発達障害の小児などもその対象になると考え，それらを授業で取り上げる．同時に，時間の流れや場の移行に伴って，つなぐ

看護についても考えてほしい．在宅での看護には，住まい（自宅，施設など）を拠点とし，療養者とその家族の健康を維持し，望む暮らしを実現するための支援が必要である．そのためには，その人の暮らしの場を知り，暮らし方を尊重しなければならない．あわせて，初回訪問での信頼関係の確立や自己決定支援，家族看護についても学習する．

　まず，本科目は下記科目との関連があることを理解したい（図3-1）．在宅療養者と家族の理解は2年次前期に地域・在宅看護概論Ⅱで既修である．その知識をもとに，本科目は健康状態に応じた看護，つなぐ看護を教授する．

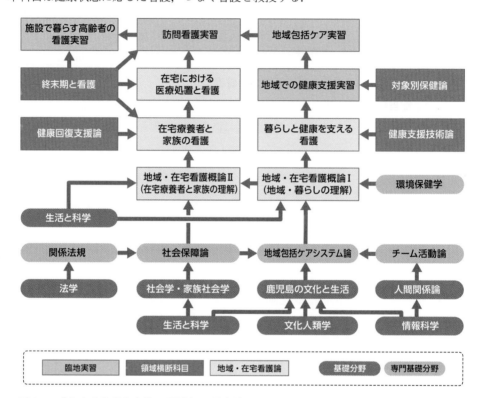

図3-1　「在宅療養者と家族の看護」の関連科目

> ●**本時の学習目標**
> 1. **在宅療養者が最期までその人らしく生き抜くためには，家族の支えが重要なことを理解する**
> 2. **終末期の在宅療養者・家族の願いや意思決定を尊重して支援することの重要性を理解する**
> 3. **終末期にある在宅療養者とその家族を支援する看護師の役割を理解する**

④　素材の吟味・精選

　本科目を学ぶ学習者は2年次後期であり，学習進度としては，基礎看護学，基礎看護学実習は既修である．成人看護学概論，老年看護学概論，地域・在宅看護概論Ⅰ，

解剖生理学，病理学，薬理学，疾病論も履修している．2年次前期の地域・在宅看護概論Ⅱで，在宅療養者と家族の理解は既修であり，家族システム理論，家族発達理論など家族看護学についても履修中である．本素材は，心筋梗塞後に慢性心不全を発症しており，長年の生活習慣も大きく影響して，呼吸器，循環器にとどまらず，肝臓・腎臓の機能も低下して，積極的な治療ができない終末期にあり，生命予後2～3か月と診断されている．終末期の看護目標は「身体的・精神的苦痛を軽減し，残された日々をその人らしく過ごし，天寿を全うできるように支援する」というものであろう．

　素材として，Cさんは，長年鍛えた大工としての能力を最大限に活用し，家族の暮らしに潤いや楽しみをつくり，その暮らしを支えてきた．そのことを家族も十分理解し，娘だけでなく孫からも慕われている人である．Cさんの限られた生命を家族皆が精一杯支えようとし，本人もそれに応えようとするその姿は，まさにすばらしい家族であると思えた．徐々に病状が悪化し，死を目前にしても，家族に向けて優しい微笑を絶やさなかったCさん．そしてその家族にとっても，残された日々はきっと幸せだったと感じられる．このような最期を迎えられたのはどんな要因があるのだろう．

　在宅の看取りを考えるにあたり，本素材を教材にして，家族とともに在宅で看取ることの意味について，学生とともに考えたいと思う．

❺　素材を教材にする

　本時の学習目標から，①在宅療養者が最期までその人らしく生き抜くためには，家族の支えが重要なこと，②終末期の在宅療養者・家族の願いや意思決定を尊重して支援することの重要性の2つの目標が見える教材にする．終末期の療養者の生きざま，家族との関わり，療養者・家族の願い・思いなどをわかりやすく記述する必要がある．ことに家族とのやりとりを記述することが重要である．

　それをふまえて**教材3-1**を開発した．

📖 教材 3-1｜家族とともに在宅療養者を看取るということ

　Cさん（71歳男性）は，40歳のころから高血圧，糖尿病を指摘されていたが，大工仲間との付き合いで飲酒も喫煙もやめられなかった．60歳で心筋梗塞を発症．その後も月1回通院しながら大工仕事は続けていた．65歳のころに呼吸困難感，下肢の浮腫などがみられ，心不全，COPDと診断され入院加療し，その後は在宅酸素療法を受けながら，療養生活を送っていた．その間も，大工の技を活かし，家の改築，造園などをして，楽しく療養生活を送っていたという．70歳の誕生日の朝，全身に発疹が出現し，瘙痒感と呼吸困難感を自覚，病院に救急搬送されて入院となった．薬物アレルギーと診断された．血液検査の結果，肝機能低下，腎機能低下を指摘され，積極的な薬物療法は行なえないと医師の説明があった．入院2日目には呼吸困難感が落ち着いてきたため，Cさんと家族（妻・娘・娘の夫）と医師，栄養士，病棟

看護師，訪問看護師，薬剤師，メディカルソーシャルワーカーとの退院支援カンファレンスが行なわれ，医師から「病院で治療を続けてもよくなる見込みがないこと」「余命は 2〜3 か月くらいであること」を告知された．ACP の結果，DNAR の方針があわただしく共有され，「家で過ごしたい」という本人の希望により，在宅での看取りを選択した．

　C さんは 15 歳で大工の仕事を始め，その道一筋で生きてきた．「一家の大黒柱として，肉体労働である大工仕事をし続けた優しく楽しい父だった」と，看護師である娘（50 歳・病院勤務）は言う．「酒とたばこが大好きで，一夜にして，子どもたちに遊具を作り，あっと驚かせることが好きだった」と妻（68 歳）も教えてくれた．社会人と大学生の 2 人の孫がおり，娘の夫を含め 6 人家族で，とても仲のよい家族である．

　退院して自宅に戻った C さんは「孫に囲まれて，笑って逝きたい」「迷惑をかけるけど，ちょっとの間だからよろしくね」とユーモアを交えて，笑顔で語った．訪問看護師は，清潔のケア時の注意点や呼吸困難感が出現したときの呼吸法，起坐位保持のさまざまな方法，栄養指導，緊急時の連絡先，いつでも連絡してよいことなどを C さんと家族に話した．訪問するたびに C さんは，若かったころの話，娘が生まれて涙が出た話，失敗も多かったけど楽しい人生だったと昔話をした．孫が自宅にいるときは一緒に C さんの話を聞いた．C さんは昔の片思いの相手の話などをして，孫にからかわれたりする笑顔の溢れる日々を過ごした．

　自宅に帰って 4 週間が経過し，薬物アレルギーの湿疹跡がようやく消えかけてきたころ，C さんは起坐位での睡眠が苦しくなってきたようで，不眠を訴えるようになった．C さんは，トイレ歩行やシャワー浴などの体動時には頻脈になり呼吸困難感が強く出現し，体動後の酸素飽和度の戻りが悪くなり，安静時も 91％より上がらなくなった．孫 2 人は，学校や仕事の合間をみて，C さんのトイレ移動，シャワー浴や話し相手にも積極的になっていた．「孫は最高だよ」と努力呼吸の合間にも笑顔がみられた．在宅療養を始めて 6 週間が経過するころには，自力での起坐位保持が難しくなり，首は前にうなだれ，意識がなくなったりすることがみられるようになった．それでも，孫が大学から帰宅し，「じいちゃん」と呼びかけると，しわしわのごつごつした手を握りしめ，手を前に突き出し，お孫さんとグータッチをして，お帰り代わりの挨拶を交わしていた．

　深夜，「呼吸が荒い，顔色が悪い」と訪問看護ステーションに電話があり，駆け付けた．C さんのまわりには家族が寄り添っていて，肩呼吸であったが，とてもうれしそうな優しい微笑みを浮かべていた．時々，うんうんとうなずいている様子もあった．主治医に報告し，このままで様子を見ることにした．2 時間後に，家族に看取られ呼吸が停止した．なくなる前日も，C さんの希望で，お孫さんが清拭や着替えを手伝ってくれたということであった．

6 教材解釈

i 学習者の視点

　教材を読み，学習者はどう解釈するか．家族に支えられて，死の直前まで笑顔でいられたCさん．自身が生活してきた多くの思い出が詰まった家で，最愛の家族に看取られての死，こんな最期を迎えられることの幸せを思い，学生は素直に感動すると思う．同時に，自分だったら，家族をそんなふうに看取れるだろうかと，振り返る機会にもなると思う．しかし，このような幸せな最期には，これまでの生きざまや家族間の人間関係など，その人の歴史が大きく影響しているということについては，十分な理解が得られない者もいる．同時に，平均世帯人員が減少している昨今，現実的には，6人家族で支えられることは少ない（2022年の国民生活基礎調査で2.25）．家族にかかる介護負担の大きさも理解したうえで，1人でも多くの人が望む終末期を送るための支援についてまで，考えられる学習者は少ないと思う．

ii 教員の視点

　Cさんの教材は，良好な家族関係のなかで実現した見事な看取りだったと思う．まずは，そのことに感動するとともに，この教材を通して，終末期に関わる看護師として「こうありたい」「こうしてあげたい」という目標を明確にもってほしいと願う．しかし，現実的には家族関係の複雑さ，疎遠な家族なども昨今の大きな課題である．長年培った家族関係は，終末期を迎え，残りの時間の短くなった人には修復困難なこともある．看護師は，そのような療養者にも，その人らしさを活かしながらどう支援するかは考えないといけない．このようなすばらしい終末期を送ったCさんの事例から，何がよかったのかその要因を考えるとともに，それらの要因が整わない場合にはどのような支援があるのかも考えられるようになってほしい．そのような視点をもつことで，さまざまな終末期にある人の看護が考えられるのではないかと思う．学習目標の3「終末期にある在宅療養者とその家族を支援する看護師の役割を理解する」についても，本教材を通して考えさせたい．

iii 視点を近づける授業展開の検討

　まず，教材を読んで，感じたことを問う（発問）．おそらく，「よかった」「家族もご本人もがんばった」「感動した」「私もこんな終末期を過ごしたい」といったことが出てくると思う．

　そこで，さらに発問する．「Cさんがこのような恵まれた終末期を過ごせたのはなぜだろう」「何がよかったのだろう」と考えてもらう．ここは，個人ワークから小集団学習につなげる協同学習（ラウンド・ロビン）を活用して，いろいろな角度から考えてもらい，その結果をクラスで共有して，深まりのある意見交換ができるようにする．さらに，その結果をふまえ，「夫婦2人暮らしで，老老介護で，子どもは結婚して独立しており市外に暮らし，仕事があり，週末にしか来られない」という家族の場合はどん

な支援が必要かを考えてもらう．令和4（2022）年の国民生活基礎調査において65歳以上の者のいる世帯の世帯構造で最も多いのが夫婦のみの世帯（32.1%）で，次いで多いのが単身世帯（31.8%）である．一方，三世代世帯は7.1%にとどまっている．したがって，Cさんの事例を分析し，条件を考慮し，その対処を考えることで，家族の多様性をふまえた，終末期の療養者と家族に対する看護師の役割を考える機会になると思う．ここもラウンド・ロビンを活用し，クラスで共有する．

▼▼▼

　このような展開を**ワークシート**にしたものを112頁に示す．

〔素材提供：中村浩子〕

Column　「絶対にお風呂に入りたい」Yさんの在宅ケア

　Yさんは，80歳代後半の男性．「自宅で逝きたい」との願いから，在宅ケアの日々でした．要介護4で，娘さん家族と同居．1日寝ては1日起きてご飯を食べるといった介護主体の暮らしが半年ほど続いていました．若いときから温泉巡りが趣味で，お風呂が大好き．今でも，週2回の訪問入浴が何よりの楽しみという方でした．

　そんなある日．担当看護師が訪問したところ，少し活気がなく，顔色も悪い様子．血圧を測定すると80/50とどうにも思わしくない……．ただ，それが訪問入浴の日だったのです．やむなく，Yさんに「この体調でお風呂に入られると，お体に差し支えます」と，入浴は中止したほうがよいことを説明しました．主治医にも状況を連絡して許可をもらい，娘さんにも説明したのですが……，当の本人は，「絶対にお風呂に入る」と断固として言われる．

　そこで，訪問看護師は，Yさんの意志を尊重したいと腹を決めたのです．娘さんは，「大好きな入浴中に何かあっても，本人が望むならしょうがない」と納得の様子．そのうえで，主治医にも再度連絡したところ，「ご本人，ご家族がそうおっしゃるなら」と入浴を許可されました．

　入浴中のYさんはピンク色のつややかな顔色をされていて，上機嫌で湯船から手を振っていました．お風呂上がりにも，「気持ちいい．最高」「ありがとうね」と，満面の笑顔がみられたのです．

　次の日に，Yさんは，静かに永眠されました．

※中村浩子先生の経験された事例を素材としてまとめました．〔池西〕

4 成人・老年看護学
急性期の看護

1 素材の収集

特発性間質性肺炎（特発性肺線維症）で呼吸不全のため，呼吸管理目的で入院したDさん（50歳代男性）を学生が受け持った．受け持ち初日，DさんはNPPV（非侵襲的陽圧換気）を使用しSpO₂ 90%前半．体動時の呼吸困難感があったものの，言語的コミュニケーションは図ることができていた．体動に伴う呼吸困難感があるため，Dさんに対して日常生活援助と呼吸ケアを中心に援助計画を立案した．しかし，翌日その呼吸状態が悪化し，病室で気管切開術が施行され，人工呼吸器が装着された．学生は看護師とともに術前の準備・術中・術後の看護を行なった．学生は，多くの点滴類に囲まれ，人工呼吸器を装着した患者を初めて目の前にし，自分が患者に関わることで，患者の状態が変化するのではないかという「恐怖」や「不安」を抱いていた．そこで，教員とともに訪室し患者に必要な観察やバイタルサインの測定，清潔ケアなどを行なった．とても勉強熱心な学生は患者の状態を細やかにアセスメントし，術後の観察や呼吸ケア，清潔援助などDさんに必要な援助を立案し，介入していた．重症度の高い患者を受け持つ学生の心理面を考慮し，訪室時は同行することで，学生が少しでも安心してDさんへの援助が実践できるよう心がけ，そして学生のがんばりを評価しつつ，病棟看護師とも連携を図りながら関わった．

学生はDさんとのコミュニケーション方法に苦慮していた．学生にとって人工呼吸器を装着した患者とのコミュニケーションは初めてであり，どのように患者の思いを受け取ったらいいのか悩み，自分が行なうケアがその意に沿っているものなのか不安に感じていた．最初は「筆談」でコミュニケーションを図ろうとするが，患者の反応から無理と考え，次に「文字盤」を作成してきた．しかし，これも患者への負担や回復段階を考えると適していないのではないかと考えた．試行錯誤しながら，学生はDさんとのコミュニケーションを図るなかで不足していると考えたのは「Dさんと過ごす時間」であった．自己抜管防止のために，Dさんの両上肢には抑制帯が装着されていたが，病棟看護師に確認し，教員の見守りのもと，学生が病室にいる間は両上肢の抑制帯を外すことにした．学生は可能な限り病室にいるようにし，Dさんの抑制に対する苦痛を緩和しようとしていた．Dさんとそばにいる時間が長くなったことで，Dさんの訴えが学生にもわかるようになってきた．すると，これまでDさんの訴えを把握するのに時間を要してきたが，まさにあうんの呼吸とでもいうように，クローズド・クエスチョンでの適切な問いかけで，うまくコミュニケーションを図ることができるようになってきた．

　　しかし，実習終了時の振り返り場面で，学生は「**私が行なったのは，『看護』だった**
のでしょうか……」とつぶやいた．

② 素材を取り上げた理由

　　人工呼吸器装着，まさに生命の危機を救うための医療処置である．生命の危機的状
態になり，人工呼吸器が装着された患者の看護は学生にとってはこのうえなく緊張を
伴い，難しいものである．人工呼吸器管理はもちろん臨床の医師，看護師が実施し，
学生は見学が中心になるが，その緊張感は肌で感じられるものである．人工呼吸器を
装着した患者の観察，ケアにおける学生の戸惑い，不安は大きい．なかでも，気管切
開をして発語できない患者との意思疎通をどう図るか，戸惑うところである．しかし，
あきらめずになんとか意思疎通を図りたいという気持ちをもって，努力する姿勢が大
切である．急変した患者は，身体的苦痛も大きいが，意識があれば，心理的な動揺も
激しいと推察される．誰かがそばにいる，自分の状況を把握してくれる人がいる，と
いうのは，大きな安心を与えることであろう．なかでも，自分では発語できない状況で，
コミュニケーションが図れることの意味は大きい．急変した患者の看護は，診療の補
助，生活の援助と同時に，状態の観察と心理的援助が重要であり，学生は立派にそれ
を行なっているにもかかわらず，何か手助けをしないとならないような気持ちになっ
ており，看護したという実感がもてなかった．**急性期の看護における看護師の役割**に
ついて，この機会に学び，学生の行なった看護の重要性に気づいてほしいと思い，取
り上げた．

③ 学習目標（主題）の確認

科目名　　　：**成人看護方法論Ⅰ**（急性期・回復期の看護）
配当年次　：2 年次前期（1 単位 30 時間）
科目目標　：生命の危機的状況にある急性期および急性期を脱して回復期にある対象
　　　　　　　の特徴を理解し，状況に応じた基本的看護技術（診療の補助技術，生活の
　　　　　　　援助技術，観察・コミュニケーション技術など）を習得する．

科目の概要

回	主題	方法
1	急性期の患者と家族の看護	講義
2	回復期の患者と家族の看護	講義
3	呼吸器障害のある患者と家族の看護	講義・演習
4	技術（排痰法・酸素吸入・吸引・人工呼吸器の管理）	実技演習
5		
6	特発性肺線維症患者の急性期の看護	講義・演習
7	循環器系の障害のある患者と家族の看護	講義・演習

8	技術（輸液ポンプ・12誘導心電図検査）	実技演習
9		
10	心筋梗塞患者の急性期・回復期の看護	講義・演習
11	脳神経系の障害のある患者と家族の看護	講義・演習
12	技術（移動・良肢位・他動運動）	実技演習
13		
14	脳出血患者の急性期・回復期の看護	講義・演習
15	まとめ，終講試験	講義・試験

　この第6回目で，「急性期の呼吸器疾患患者の看護を考える」ということで，本教材を使って「特発性肺線維症患者の急性期の看護」をテーマにする．

> ●**本時の学習目標**
> **1. 生体機能の急激な悪化がもたらす身体的状態について理解する**
> **2. 生体機能の急激な悪化に伴う患者の心理的状態を理解する**
> **3. 生命維持のための気管切開・人工呼吸器装着などが患者に与える影響を理解する**
> **4. 1.～3. の理解をふまえ，生命と生活を護る看護の役割を考えることができる**

 ## 4　素材の吟味・精選

　本科目を学ぶ学習者は，2年次前期であり，学習進度として基礎看護学はおおむね履修し，基礎看護学実習も履修している．成人看護学概論，解剖生理学，病理学，薬理学，疾病論も履修している．この素材としては，特発性肺線維症である．指定難病であり，呼吸器の代表的な疾患の1つである．原因は不明で，特発性間質性肺炎のなかでは最も多く，治療法は確立されていない．慢性・進行性に，肺の線維化がみられる病態である．病態の理解は難しいが，間質の炎症のため，乾性咳嗽が出ること，間質の腫脹により，肺の拡散能低下，拘束性換気障害による労作時呼吸困難が生じる，という症状の理解は可能である．特発性肺線維症は急性増悪により致命的になることも多く，予後の悪い疾患である．本素材も急性増悪のため呼吸状態が悪化し気管切開を行ない，人工呼吸器を装着するという事態になった．学生にとっては衝撃的なことであろう．急激な変化で生命の危機的状態を呈するなかで，医療処置により生命を護ることの重大性を考える教材となる．

　さらに，そのような状態になれば，活動は制限され，日常生活の営みのほとんどは看護師に委ねられる．さらに，急激な変化により，患者は「死」を予期し，心理的動揺も大きい．生命をつなぐ人工呼吸器の管理（診療の補助）とともに日常生活の援助と心理的援助が重要になり，まさに急性期の看護を考えるうえで格好の教材である．

5　素材を教材にする

　学習目標に沿って，2 つの教材を作成する.

　まず，**教材 4-1** では，生命の危機的状態（急変）とその対応場面を学ぶことを目標として，学習目標 1「生体機能の急激な悪化がもたらす身体的状態について理解する」，学習目標 3「生命維持のための気管切開・人工呼吸器装着などが患者に与える影響を理解する」，学習目標 4「上記の理解をふまえ，生命と生活を護る看護の役割を考えることができる」この 3 つを含む教材とした. そのなかでもとくに生命を護る看護の役割を考えてほしいと考えた.

教材 4-1　生体機能の急激な変化のなかで生命を護る看護

　特発性間質性肺炎（特発性肺線維症）で呼吸不全のため，呼吸管理目的で入院したＤさん（56 歳男性）を学生が受け持った. Ｄさんは NPPV を使用し，SpO$_2$ は 92〜93％，体動時の呼吸困難感があったものの，学生はＤさんと短い言葉でのコミュニケーションはできていた. しかし，翌朝Ｄさんの呼吸状態が悪化し，努力呼吸（呼吸数 32 回/分），動脈血ガス分析（PaO$_2$ 54 Torr，PaCO$_2$ 45 Torr）で，チアノーゼ（＋），意識はもうろうとして呼びかけにかろうじて反応する状態になった. 午前 10 時に病室で緊急気管切開が施行され人工呼吸器が装着された. 学生は看護師の行なう術前の準備・術中・術後の看護をそばで見学させてもらった. 学生は複数のルートが入った人工呼吸器管理患者を初めて目の前にした. 午後になって，Ｄさんのそばに行くときは看護師と一緒に行かせてもらい，バイタルサインの測定，清潔ケア，体位変換などの一部を実践させてもらった. 体温 36.4℃，脈拍数 110 回/分，呼吸数 24 回/分，SpO$_2$ 95％，吸気時に両側下葉に捻髪音が聴取された. 点滴の滴下確認，看護師が行なう顔面の清拭を見学し，学生は上肢を清拭した. 夕方には，枕を使って，30°程度の左側臥位を保持するのを手伝った.

　急変により生命の危機的状態が起こっていることがわかるデータと，人工呼吸器などの処置により呼吸状態が少し改善した状況がわかるデータを提示することで，急変による生命の危機的状態とそれを救う治療処置の効果が理解できるようにした. 学生の戸惑いを考慮して，看護師と一緒の行動であり，指導のもとでの観察・ケアであること，何を行なったかも明確に示した. これにより，目標達成が図れると考えた.

　次に，**教材 4-2** は，学習目標 2「生体機能の急激な悪化に伴う患者の心理的状態を理解する」，学習目標 3「生命維持のための気管切開・人工呼吸器装着などが患者に与える影響を理解する」，学習目標 4「上記の理解をふまえ，生命と生活を護る看護の役割を考えることができる」この 3 つの目標達成をめざす教材としてまとめた.

教材 4-2 急性期患者の心理的援助の重要性と看護

　翌日，Dさんの呼吸状態は落ち着いていたが，眉間にしわを寄せて，閉眼していた．声をかけると目を開けてくれた．その両上肢には抑制帯が巻かれていた．学生はDさんとコミュニケーションを図る方法を考えた．呼吸が苦しくないか，抑制はつらくないか，同一体位は苦しくないか，など，どのように患者の思いを把握すればよいのか悩み，「筆談」や「文字盤」を考えたが，患者の負担を考えてやめることにした．

　学生はDさんとのコミュニケーションを図るなかで不足していると考えたのは「Dさんと過ごす時間」と考えた．Dさんの両上肢の抑制帯を，病棟看護師の許可を得て，教員の見守りのもと学生が病室にいる間は外すことにした．Dさんの手を握り，前日と同様に手を温かいタオルで清拭を行った．

　急変して3日目，Dさんの訴えが学生にも少しわかるようになってきた．Dさんの表情を観察し，クローズド・クエスチョンで，訴えを把握することができるようになった．結果，次第にDさんの眉間のしわがなくなり，少し穏やかな表情に変わった．

　人工呼吸器などの治療・処置により，呼吸状態は小康状況を保っているものの，感染リスクや不穏などによる医療事故など，安心はできない，観察の重要性は増す．同時に，意識状態がよくなると，今後の不安なども出てきて，心身ともに苦痛の大きい状況である．看護師の役割は大きい．**教材4-2**では，生活の援助，心理的援助をクローズアップして，目標達成を図る教材にした．

6 教材解釈

　開発した2つの教材を，どう授業で提示するかを考える．そのために，まず，学習者の視点と，教員の視点から考え，それをふまえて，どう授業展開をするかを考える．

i 学習者の視点

【教材4-1】

　急変した患者の状態からは，何が起こっているのかわからず，何をすればよいのかを考えられないと思う．知識として，特発性肺線維症の急性増悪は生命が危ぶまれる事態であることを理解していれば，なおさらである．そこで，落ち着いて，今の患者の状態をデータから的確に把握し，アセスメントを行なうことで，低酸素血症，意識状態の低下がもたらす生命の危機的状態が理解できると思う．

【教材4-2】

　学生の行なった看護のすばらしさは，学習者にも伝わると思う．試行錯誤のなかで考えたことが，一緒にいる時間を増やし患者理解に努めることであった．そして，看

護師の許可のもと，Dさんの手を握り，そばにいるときには，拘束を解いたことは患者の心身の苦痛の緩和につながる看護であったと理解できる．そして，その結果，Dさんの厳しい表情が少し改善されたことで，学習者はこんな看護ができるとよいと思うことができると考える．

ii　教員の視点

【教材4-1】

　生命の危機的状態と判断したうえで，NPPVで効果がないのであれば，より安定した呼吸管理が不可欠である．それも短期間で離脱できる病態とは考えにくく，気管切開による人工呼吸器管理も必要となってくる．その場合には適切な人工呼吸器管理が不可欠であるとともに，感染症を含めた合併症予防など，身近にいる看護師の役割は重要である．急性期の看護で最も重要な，生命を護るための観察，合併症予防，そして，人工呼吸器の管理を行なう必要がある．

【教材4-2】

　おそらく教員の視点も学習者の視点と大きな差はないと考える．教員はこの教材から，学習者が自ら，急性期の患者の心理，ニーズを把握するコミュニケーションを図ることから「看護」が始まり，その実践が「すばらしい看護」につながると気づいてほしいと願っている．急変して厳しい病態のなかでも，患者に目を向け，コミュニケーションを図り，少しでも苦痛の緩和を図る援助が重要であり，それが「看護」であると理解してほしい．

iii　視点を近づける授業展開の検討

【教材4-1】

　まず，提示されたデータから患者の身体的状態をアセスメントすることが大切である．そこで，示された尋常ではないデータから，生命の危機的状態であることを判断する．そのうえで，NPPVから，気管切開・人工呼吸器管理に切り替わった病態の変化の理解につなげる．特発性肺線維症の急性増悪がもつ，生命予後の厳しい状況から，人工呼吸器の離脱の難しさも理解したうえで，気管切開・人工呼吸器を装着する患者の看護について学習する．ここは主にこの単元第5回目の人工呼吸器の管理を学んだ演習を想起させることと，学習者のもつテキストで基本的な知識を想起させて，学習を進めることにする．それぞれ発問をワークシートのなかに取り入れ，学習者が考えたり，調べたりして，主体的に学習できるようにする．

【教材4-2】

　学習者と教員の視点には大きな開きはないと考えるため，学習者自ら考え，小集団で討議し，全体でそれを補足しながら考えることで目標が達成できると考える．したがって，方法は協同学習（ラウンド・ロビン）を導入する．個人学習，小集団学習，全体討議の流れを大切にしたい．注意したいのは全員が平等に発言できるように，小集団学習のなかでは，教員はタイマー役割を担い，平等な発言の機会を与えること．協

同の精神[1]で，人の意見を尊重し，教え合うことで他者から学ぶ姿勢をもつことなどの留意点を事前に説明して，小集団学習，全体討議に入るようにする．おそらく，他者の意見，他のグループの意見を総合することで，ここで伝えたい内容，たとえば，下記のようなことが学習者同士の発言から出てくると思う．

①あきらめずに対象を理解したいという気持ちをもち続けること

②対象にあった方法を熟考すること

③患者の苦痛を理解しようとすることの大切さ

④対象にあった方法を指導者（看護師・教員）と相談し，行動に移すこと

⑤拘束されることの心身の苦痛を理解すること

⑥観察の重要性

　時には，教員の考えを超えた発言も期待できるのが，協同学習の長所である．活発な議論を期待したい．

　そして，それらの学習成果をもとに，Dさんへの看護を，呼吸器疾患をもつ急性期の看護として一般化するように，学習者に最後の課題を与えたい．

　急性期の看護において診療の補助（この場合は気管切開，人工呼吸器装着）の重要性は間違いなく大きいが，さらに大切なのは，それらの処置を受ける患者の看護を考えなければならないということである．とくに気管切開で発語ができないなかで，どうコミュニケーションを図り，患者のもつ不安やニーズを把握するかはしっかり考えてほしいところである．そして，学習者（学生）の行った看護の意義をつかみとってほしいと願う．

▼▼▼

　これらの授業での展開をワークシート（114頁）にした．

〔素材提供：政元圭奈〕

文献

1）安永悟：活動性を高める授業づくり─協同学習のすすめ．医学書院，pp69-74, 2012.

5 成人・老年看護学
回復期の多職種協働

1 素材の収集

　Eさん（70歳代男性）は，頸椎症性脊髄症，腰部脊柱管狭窄症，2型糖尿病と診断されていた．独居で，陶芸家として生計を立てていたが，徐々に歩行障害や巧緻運動障害も出現，仕事や家事もままならず，インスリン自己注射も行なえなくなっていた．

　ある日，介護支援専門員が自宅を訪れた際，倒れているEさんを発見し緊急入院となった．入院時高血糖状態で，四肢の不全麻痺，感覚麻痺があり立位も困難な状態であった．血糖コントロールを行なった後，頸椎椎弓形成術（C3〜C7）を受けた．

　学生は術後8日目からEさんの担当となった．受け持ち当初，Eさんは頸椎カラーを装着し，四肢の不全麻痺のため日常生活は全介助であった．Eさんは「喉が渇いた．水をくれ」「首の後ろがかゆい．誰か掻いてくれ」と訴えていた．また，Eさんはナースコールを押せないため，ブレスコールを使用していたがうまく使えず，「看護師を呼んでも来ない」「手術をしたのになぜ手が動かないんだ」「ご飯すら自分で食べられないなんて情けない」といらだちや嘆きから心身ともに憔悴し回復意欲が低下していた．さらにEさんは起立性低血圧が生じやすく，リハビリテーションは病室のベッド上で行なっており，日常生活活動（ADL）の拡大が図れていない状況であった．

　学生はEさんの苦痛を1つでも軽減しADLの拡大を図っていきたいと思い，積極的にコミュニケーションを図っていった．そのなかでEさんが生活をしていくうえで手が使えないことがいちばんの困りごとであると認識した．そのため，学生は理学療法士が行なう訓練を毎回見学し，Eさんの上肢の筋力や関節可動域などを細かく観察した．すると，Eさんは，利き手の右手よりも左手の筋力が回復していることに学生は気づいた．

　学生はEさんと病棟看護師と相談し，「左手の残存機能を活用し自力で昼食を5割以上摂取でき，食べられる喜びを感じることができる」ことを目標にした．

　具体的には起立性低血圧予防のため昼食30分前から徐々にベッドアップした．また，食事前の手浴と手指の運動を促した．さらに，食事時の姿勢を整えるため看護師とともに頸椎カラーの装着やテーブルの高さを調節し，肘下にクッションを入れた．スプーンは握りやすいようにハンドルスプーンを準備し，左手での摂取を促した．するとEさんは「これなら自分で食べられそう」と笑顔をみせた．しかし，手首の角度の調整がうまくできずスプーンを縦に口に入れてしまうため，すくったおかずを落とし，汁椀も握れず味噌汁をこぼしそうになった．また，スプーンを握る力が持続せず2割程度摂取して「もう疲れた．あとはあんたが食べさせて」と言い，残りは学生の介助のもと摂取した．

　翌日，学生がこの様子を看護師・理学療法士に相談したところ，理学療法士は肘関節・手首の良肢位が保てるよう包帯を使用し固定した．看護師は作業療法士，栄養士にEさんの状況を相談し，作業療法士は角度調整ができるスプーンと，手にスプーンを固定できるようバンドを準備した．また，栄養士はEさんがスプーンですくいやすいようにお皿や食事形態の変更をし，汁椀も取っ手のついた握りやすいコップに変更した．また，看護師と学生は体位やお皿の位置などの調整を適宜行ない，Eさんが楽しく食事ができるよう談笑を交えながら見守りを行なった．

　実習最終日，Eさんは8割程度の食事を自分で摂取できた．Eさんは「今日はあなたが最後の日だから，たくさん食べられる姿を見せたかったんだよ．今までありがとう．いい看護師さんになってね」と左手を差し出し，今出せる精一杯の力を込めて学生と握手した．

② 素材を取り上げた理由

　回復期とは，急性期を脱し身体機能が回復に向かっている時期であり，患者は地域や社会生活への復帰に向け日常生活の再構築を行なう時期である．一方で，回復期にある患者は疾病の再発や悪化，二次的合併症を発症する危険性があり，心身ともにまだ不安定な時期でもある．また，患者の病態や経過によって身体の機能障害が残り，発症前の生活を変更せざるをえない場合もあるため，患者の状態に応じたより個別的な支援が必要となる．

　回復期にある患者が，日常生活の再構築を図るうえで重要となるのが，リハビリテーションである．リハビリテーション（rehabilitation）とは，re（再び）＋habilis（適した，ふさわしい）＋ation（～にすること），すなわち「再びその人が生きていけるよう適した状態にする」ということである．そのために身体機能の回復を目指すだけではなく，社会的にもその人がその人らしく生活できるよう「全人間的復権」をめざすものである．したがって，リハビリテーションは理学療法士・作業療法士などセラピストだけの取り組みでは達成することは難しく，患者・家族を中心に保健・医療・福祉チームが一丸となり，それぞれの専門性を発揮しながらの包括的支援が必要になる．

　リハビリテーション看護とは「疾病・障害・加齢等による生活上の問題を有する個人や家族に対し，障害の経過や生活の場にかかわらず，可能な限り日常生活活動（ADL）の自立とQOL（生命・生活・人生の質）の向上を図る専門性の高い看護である」と定義されている[1]．

　リハビリテーション看護の役割として，下記の項目がそれぞれある．

①障害の重篤化防止や心身の動揺に対する援助を行なう「生命を護る」リハビリテーション看護

②日常生活活動の拡大および機能を最大限に活かして対象者の望む生活に近づけるために行なう「生活を再構築する」リハビリテーション看護

③「生涯にわたる支援」を行なうリハビリテーション看護

　　チームのなかで患者の身近で最も長く接する職種である看護師が，これらの 3 つの視点で関わることが，患者の ADL の再自立と QOL の向上には欠かせないことを理解する必要がある．

　　本事例は頸椎症性脊髄症のため四肢の不全麻痺が生じていた E さんの残存機能に学生が気づき，多職種にはたらきかけたことによりチームで介入できた事例である．回復意欲が低下していた E さんが学生の関わりにより生きていくことへの意欲を取り戻し，リハビリテーションに積極的になっていった「変化」は著しく，学生は E さんや臨床スタッフから「あなたがいてくれてよかった」と感謝され，学生自身も満足度の高い実習となった．これぞまさしく「多職種協働がもたらす効果」であり，看護学生もチームの一員としてかけがえのない存在であることを伝えられる教材であると考え取り上げた．

③　学習目標（主題）の確認

科目名　　：急性期・回復期看護
配当年次　：2 年次前期
科目目標　：クリティカルな状態にある対象と家族の特徴を理解し，集中的ケアから心
　　　　　　　身の回復，社会復帰に向けた急性期〜回復期看護の基礎的能力を習得す
　　　　　　　る．

科目の概要

回	主題	方法
1	①急性期における看護師の役割理解：急性期にある患者・家族の特徴および看護師の役割を理解する	講義・グループワーク
2	①急性期における看護師の役割理解：急性期にある対象への倫理的配慮について考える	講義・グループワーク
3	②急性期にある呼吸機能障害を呈している患者への看護：呼吸器障害（肺炎球菌肺炎）を呈している患者の病態・治療・検査を理解する	講義・グループワーク
4	②急性期にある呼吸機能障害を呈している患者への看護：呼吸器障害（肺炎球菌肺炎）を呈している患者に必要な看護援助を実施する	演習（排痰法，体位ドレナージ，ネブライザー）
5	②急性期にある呼吸機能障害を呈している患者への看護：重症肺炎患者の呼吸管理（IPPV）を理解する	講義・グループワーク
6	②急性期にある呼吸機能障害を呈している患者への看護：重症肺炎患者への看護を考える	講義・グループワーク
7	②急性期にある呼吸機能障害を呈している患者への看護：重症肺炎患者に必要な看護援助を実施する	演習（開放式気管内吸引）
8	②急性期にある呼吸機能障害を呈している患者への看護：重症肺炎患者への看護を実践する	シミュレーション演習
9	③回復期における看護師の役割理解：回復期にある患者・家族の特徴および看護師の役割を理解する	講義・グループワーク
10	③回復期における看護師の役割理解：回復期におけるリハビリテーション看護を理解する	講義・グループワーク

11	④回復期にある循環機能障害患者への看護：循環機能障害（心筋梗塞）を呈している患者の病態・検査・治療を理解する	講義・グループワーク
12	④回復期にある循環機能障害患者への看護：循環機能障害（心筋梗塞）を呈している患者への看護を考える	講義・グループワーク
13	④回復期にある循環機能障害患者への看護：循環機能障害（心筋梗塞）を呈している患者へのリハビリテーション看護を考える	講義・グループワーク
14	④回復期にある循環機能障害患者への看護：回復期にある循環器機能障害患者への看護を実践する	シミュレーション演習
15	終講試験	筆記試験

　本科目の第10回目で，本教材を使い「回復期におけるリハビリテーション看護の理解」を促していく．

> ●本時の学習目標
> **1. 回復期におけるリハビリテーション看護を理解する**
> **2. 回復期における多職種協働の重要性を理解する**

 ## 素材の吟味・精選

　本科目は2年次前期に開講する．学習進度は基礎分野，専門基礎分野はおおむね履修済みである．専門分野は1年次に共通基本技術，生活援助技術を履修し，基礎看護学実習を終えている．2年次に入り成人・老年・精神看護学概論を履修し，診療の補助技術，臨床判断，看護過程展開論，慢性期看護，老年看護方法論を学んでいる．

　本科目に関係の深い領域横断科目，健康回復支援論は既修である．また，2年次後期に開講する手術療法と看護，チーム活動論につながる科目でもある．

　素材は，頸椎症性脊髄症である．頸椎の退行性変化に伴い，椎間板の狭小化や後方への突出，骨棘などにより脊髄の圧迫症状である手指の巧緻運動障害や歩行障害を呈する疾患である．頸椎症性脊髄症により患者のセルフケア能力は著しく低下し，病状の程度によっては脊髄麻痺を呈し日常生活に多大な影響を及ぼす．そのため，手術療法が選択されることが多いが，巧緻運動障害や麻痺などの回復は長期に及び，場合によっては生涯にわたり障害とつきあっていく可能性もある．よって，患者は手術を行なっても他者の援助を受けなければ日常生活がままならない状況に陥ったり，障害の受容困難，自尊感情の低下が起こりやすくなる．また，不動に伴う尿路感染症や褥瘡，せん妄など二次的合併症を引き起こしやすい状況となる．

　本事例も，四肢の不全麻痺に伴うセルフケア能力および回復意欲の低下がみられ日常生活の再構築に向けた支援が進んでいなかったことからリハビリテーション看護の必要性を理解し，患者の生活の再構築に向けた多職種協働とはどのようなことなのかを具体的に考えられる「教材」であると考えた．

⑤　素材を教材にする

学習目標に沿って，本事例を用いて2つの「教材」を作成する．

　まず，学習目標1の「回復期におけるリハビリテーション看護を理解する」について学ぶものとして，下記の2点を含む**教材5-1**を作成した．
①患者の回復を阻害している因子（問題点）を把握し，生命を護るリハビリテーション看護について考える
②患者の回復を阻害している因子（問題点）を把握し，患者の生活を再構築するリハビリテーション看護について考える

📖 教材 5-1　回復期における看護師の役割を考える

　Eさん（73歳男性）は独居で，陶芸家として生計を立てていた．頸椎症性脊髄症のため徐々に歩行障害や巧緻運動障害も出現し，仕事や家事もままならず，インスリン自己注射も行なえなくなっていた．ある日，介護支援専門員が自宅を訪れた際，倒れているEさんを発見し緊急入院となった．入院時高血糖状態で，四肢の不全麻痺，感覚麻痺があり立位も困難な状態であった．Eさんは血糖コントロールを行なった後，頸椎椎弓形成術（C3〜C7）を受けた．

　学生は術後8日目から担当となった．受け持ち当初，Eさんは頸椎カラーを装着し，四肢の不全麻痺のため日常生活は全介助であった．Eさんは「喉が渇いた．水をくれ」「首の後ろがかゆい．誰か掻いてくれ」と訴えていた．また，Eさんはナースコールを押せないため，ブレスコールを使用していたが，うまく使えず「看護師を呼んでも来ない」「手術をしたのになぜ手が動かないんだ」「ご飯すら自分で食べられないなんて情けない」といらだちや嘆きから心身ともに憔悴し回復意欲が低下していた．さらにEさんは起立性低血圧が生じやすく，リハビリテーションは病室のベッド上で行なっており，ADLの拡大が図れていない状況であった．

　学生はEさんの苦痛を1つでも軽減しADLの拡大を図っていきたいと思い，積極的にコミュニケーションを図っていった．そのなかでEさんが生活をしていくうえで手が使えないことがいちばんの困りごとであると認識した．そのため，学生は理学療法士が行なう訓練を毎回見学し，Eさんの上肢の筋力や関節可動域などを細かく観察した．すると，Eさんは，利き手の右手よりも左手の筋力が回復していることに学生は気づいた．

　授業を受ける学生にも，Eさんの全身状態を適切に把握し問題点をとらえる視点や，リハビリテーション看護の視点で具体的な援助を考えてもらえるよう多職種が介入する前の情報のみを記載した．

次に，学習目標2の「回復期における多職種協働の重要性を理解する」について具体的に学べるよう，Eさんの状況をふまえ，どの職種とどのようなことについて協働すればよいか考えることができる**教材5-2**を作成した．

教材 5-2　回復期における多職種協働の重要性を考える

　学生はEさんと病棟看護師と相談し，「左手の残存機能を活用し自力で昼食を5割以上摂取でき，食べられる喜びを感じることができる」ことを目標にした．
　具体的には起立性低血圧予防のため昼食30分前から徐々にベッドアップした．また，食事前の手浴と手指の運動を促した．さらに，食事時の姿勢を整えるため看護師とともに頸椎カラーの装着やテーブルの高さを調節し，肘下にクッションを入れた．スプーンは握りやすいようにハンドルスプーンを準備し，左手での摂取を促した．するとEさんは「これなら自分で食べられそう」と笑顔がみられた．しかし，手首の角度の調整がうまくできずスプーンを縦に口に入れてしまうため，すくったおかずを落とし，汁椀も握れず味噌汁をこぼしそうになった．また，スプーンを握る力が持続せず2割程度摂取して「もう疲れた．あとはあんたが食べさせて」と言い，残りは学生の介助のもと摂取した．

「残存機能を活用した日常生活活動の再獲得」に向けた目標や援助を具体的に理解できるよう看護学生が行なった援助は細かく残した．また，授業を受けている学生だったらEさんの目標を達成するためにはどのような職種に何をはたらきかけていけばよいか考えてもらえるよう，素材となった学生が行なった多職種へのはたらきかけは削除した．

⑥　教材解釈

　開発した2つの教材をどのように授業で提示するかを考える．そのために，まず，学習者の視点と，教員の視点から考え，どのように授業展開するかを考える．

ｉ　学習者の視点

【教材 5-1】
　第9回目で学んだ回復期にある患者の特徴や看護師の役割を理解しても，「リハビリテーション看護」という言葉に馴染みはなく，リハビリテーションはセラピストが行なうものと理解していると考える．

【教材 5-2】
　訓練でできるようになったことを日常生活に取り入れてみたがうまくいかなかったときに，どのような職種になにを相談すればよいのか考えることは難しい．

ⅱ　教員の視点

【教材 5-1】

　リハビリテーションが進まないことで ADL はさらに低下し，地域・社会復帰が遅くなることや廃用症候群などの二次的合併症により生命の危機的状況に逆戻りする可能性があることを理解してほしい．そのうえで，回復期にある患者へのリハビリテーション看護として「生命を護る」「生活を再構築する」視点で関わることの必要性を理解してほしい．

【教材 5-2】

　回復期にある患者への看護の視点として「日常生活こそがいちばんのリハビリテーションになる」ことを理解してほしい．理学療法士などが数十分～数時間かけて訓練し，患者が「できるようになった ADL」を，看護師が把握し，日常生活に取り入れること，つまり日常生活で「している ADL」とすることが ADL の再獲得を促す絶好の機会と理解してほしい．そして，患者の生活の再構築に向けて，各専門職の専門的知識・技術を活用し，協働すること，そのためには各専門職の役割を理解しておくことが重要であることを理解してほしい．

ⅲ　視点を近づける授業展開の検討

【教材 5-1】

　第 9 回目で学んだことを想起させ，回復期にある E さんの全身状態を把握できるようにする．そのうえで，回復期にある E さんに生じている問題点や，リハビリテーションが進まないことによって生じてくる問題点を考えさせ，そうならないようにするために看護師はどのように関わっていけばよいかを考えられるようにする．

【教材 5-2】

　学生が E さんの左手の残存機能を活かして食事を自己摂取できるために関わった職種をイラスト内にヒントとして出し，患者を中心としたチームの輪を見える化する．そのうえで，それぞれの職種の役割を，テキストなどで調べ整理する．また，E さんの左手の残存機能を活用すると，食事以外にどのような ADL が可能になるかをグループで考えさせ，日常生活にリハビリテーションを取り入れる視点を養う．

▼▼▼

　これらをまとめた**ワークシート**を 116 頁で紹介する．

文献

1）日本リハビリテーション看護学会：リハビリテーション看護の定義
　（https://www.jrna.or.jp/rihabiriinfo.html）（参照 2023-8-31）
2）原三紀子（著者代表）：系統看護学講座　別巻　リハビリテーション看護　第 7 版．医学書院，2023．
3）酒井郁子，井手成美，朝比奈真由美（編）：これからの IPE（専門職連携教育）ガイドブック．南江堂，2023．
4）上谷いつ子（編）：成人看護学実習ハンドブック．中央法規出版，2023．
5）中西純子，石川ふみよ（編）：成人看護学　リハビリテーション看護論，第 3 版．ヌーヴェルヒロカワ，2018．

6 小児看護学
慢性期にある子どもと家族の看護

1 素材の収集

　ffくん（小児，男子）は，筆者が小児病棟で勤務しているときに出会った小学生である．血尿と倦怠感を訴えて受診したところ，精査目的でそのまま入院となり，初発のネフローゼ症候群との診断を受け，2か月ほど個室での入院となった．入院中は母親が付き添うことになったが，母親はとにかく献身的で，子どもの世話や治療・処置について医師や看護師との情報共有にも熱心であった．その病状が落ち着いたころ，筆者はよく病室で一緒に絵を描いたり，ゲームをして遊んだりした．野球少年だというffくんも，しっかり安静を保持することができた．その後，ffくんと母親は「お正月までには退院したい」と希望し，ようやく希望どおりに寛解期を迎えることができて，クリスマスの時期に退院となった．母親は「退院したら病棟に年賀状を送りますね」と言い，実際に届いた年賀はがきには，飾りつけされた自宅で楽しそうにクリスマスを過ごすその写真と親子のメッセージが添えられていた．ffくんはそれ以後，外来フォローのために来院していたが，再度入院することなく，中学生を迎えていた．

　Fちゃん（幼児，男児）は小児看護学実習で引率・指導したときに出会った幼児の男の子である．筆者にとって，ffくんとの出会いから8年くらいの年月が経過していた．Fちゃんは3歳という年齢にもかかわらず，ネフローゼ症候群の再発を繰り返しており，偶然にも学生の実習初日に実習先の小児病棟への再入院が決まったようだった．病棟看護師は「Fちゃんは何度も入院しているので，家族も含めて入院生活には慣れている．看護師たちもよく知っているし，受け持ち患者になることにも同意してくださると思う」と言い，その足で実習生が担当することについて説明を行った．母親は気さくに承諾くださり，本人も可愛らしい声で「いいよ」との返答をしてくれた．

　翌朝，さっそく環境整備のために病室を訪れると，衣類やリネンはぐちゃぐちゃ，雑誌やおもちゃが散乱し，床には菓子袋がいくつか放置されていた．ベッド柵が下がったまま，Fちゃんはベッド上でスマホ動画を見ており，付き添っている父親は病室の隅で横になって眠っていた．入院した翌日，たった1日で個室がここまで雑多に乱れているのを見たのは筆者も初めてかもしれない．驚いたのも束の間，すぐさま学生とともに病室の現状を病棟看護師に報告すると，「これまでも父親が泊まるとあんな感じで過ごしていた．私たちも指導をしたことはあるが，まったく聞く耳をもたない」とのことである．Fちゃんは安静と食事療法および薬物療法を目的に入院しているが，その後，付き添いが母親に代わっても，訪室するたびに新たなごみや菓子袋が散乱していた．学生はその看護上の問題をすぐに見いだせたものの，どのように介入すればよいのか頭を悩ませていた．

　病棟ではFちゃんの全身の浮腫が軽減し，尿検査の結果がよくなった時点で，できるだけ早く退院することが目標とされていた．もちろん1日も早く回復して自宅に帰ることが最善であるが，特別に入院生活だから乱れているわけではない．筆者は，Fちゃんが再発を繰り返す要因がなんとなく感じられ，学生が受け持つことができたことを，学びのチャンスととらえてはどうだろうかと思った．そこで筆者は，学生に腎臓のはたらきや糸球体の構造について，かなり詳細に復習するよう助言した．そのうえで「1つの糸球体が損傷するとどうなるか」「1個の腎臓が機能しなくなるとどうなるか」「子どもが腎不全になったらどうなるか」「Fちゃんがもし腎不全になったら将来どんな生活を送るだろうか」といったようなことを，関連図を用いながら学生と一緒に考えた．優先すべき看護介入とは，父親を対象とした生活指導でもなく，母親を対象とした食事指導でもない．それよりも，まずは親子3人が，一緒にFちゃんとその腎臓に関心を寄せ，身体を大切に思えることが最も大事で，そのうえで実践する生活指導や遊びの工夫には意味があるという考えに至った．この学生は，身体を大事にするストーリーの絵本を作成し，Fちゃんが親と一緒に過ごす時間をあえて選んで読み聞かせを行なった．

　子どもには未来がある．筆者は，病棟の看護師たちが「父親に指導しても無理」とか，両親が「しんどくなったらまた入院すればいい」と，なかばあきらめてはいないだろうかと懸念した．ffくんや母親とはよく，「看護師さん，今度○○してくれる？」「ffが退院したら○○をしたい」「将来は野球選手になりたい」などと，先々のことを話題にしていたことを思い出す．ffくんとFちゃんは同じネフローゼ症候群ではあったが，年齢も，環境も，治療内容も異なる．筆者は小学生になったFちゃんを勝手に想像し，治療がますます困難になり，さらに何度も入院を繰り返し，寂しく病院で過ごす姿を心に描いてしまっていた．大人になったffくんはどんな生活をしているだろうか．Fちゃんも小学生になったときにはffくんのように明るく未来を語り合えるだろうか．再発を繰り返し若くして人工透析が必要になっていたら，どんなに大変だろうか．

　小児看護に携わる看護職には，**子どもと家族，そしてその未来まで見据えた関わり**が非常に大切で，そうした役割を果たすことが求められると強く思った．

❷ 素材を取り上げた理由

　小児看護では目の前の「子ども」に焦点を当てればよいようについ思ってしまうが，子どもの特性をふまえると，看護師が行なう子どもの療養上の世話だけでは本当の意味で支援したことにならない．子どもとその家族を看護の対象ととらえる必要がある．しかし，学生が最初から子どもと家族の両者に焦点をあてて支援を考えるというのは，実はたいへん難しい．「どんな病気に罹患したか」「その子どもを理解できたか」「その家族を理解できたか」を段階的に考え，そのうえで「子どもと家族に今必要な支援は何か」「子どもと家族の退院後を見据えられているか」を考える必要がある．この素材には，学生にこれらの視点を段階的にとらえてもらうことができると考えた．

③　学習目標（主題）の確認

科目名　　：小児看護学援助論

配当年次　：4年制大学の2年次後期（1単位15時間）

科目目標　：病気や入院が，子どもと家族に及ぼす身体的・心理的・社会的影響を理解し，発達段階により子どもが陥りやすい健康課題・健康障害の経過の特徴と看護について学修する．

科目の概要

回	主題	方法
1	健康課題・健康障害をもつ子どもと家族の看護	講義
2	主要症状別にとらえた子どもと家族の看護	講義
3	慢性期にある子どもと家族の看護	講義・演習
4	急性期にある子どもと家族の看護	講義・演習
5	周手術期にある子どもと家族の看護	講義・演習
6	終末期にある子どもと家族の看護	講義・演習
7	特殊な状況（被災時や被虐待）にある子どもと看護	講義・演習

　本科目の第3回目は，「子どもにおける病気の経過と慢性期の特徴や，慢性的な病気の経過が子どもに与える影響について学修する」とし，本教材を用いてネフローゼ症候群に罹患した幼児を主な事例に，慢性期にある子どもと家族の看護をテーマとする．

> ●**本時の学習目標**
> **1.　慢性的な病気の経過が子どもに与える影響について理解する**
> **2.　慢性期にある子どもと家族の看護について理解する**

④　素材の吟味・精選

　本科目を学ぶ学習者は，4年制大学の2年次生である．基礎看護学実習を修了し，次年度には専門領域別実習を控えている．2年次前期には小児看護学概論を既修であり，以下の5項目について理解できたところである．

①小児保健・医療・福祉の歴史，現在の小児医療・看護の課題

②小児の発達段階と身体の形態的機能的発達

③小児に起こりやすい健康上の問題

④小児を取り巻く社会・法律・制度

⑤小児看護領域における多職種との連携と看護職の果たす役割

　素材はネフローゼ症候群である．糸球体基底膜の透過性亢進によってタンパク質が尿中に大量に排泄される疾患である．小児期は原発性がほとんどで，ステロイド薬に

反応がよいケースが多いが，再発率も高い．また，慢性期とは病状が比較的安定しており，治癒が困難ながら病気の進行は穏やかな状態が続いている時期のことである．再発予防や身体機能の維持・改善をめざしながら，長期的な看護，治療を行なっていく必要がある．

　この素材で取り上げたネフローゼ症候群は，小児期の慢性疾患として，学習教材によく用いられている．成長発達途上にある子どもにとって，腎臓に一時的な障害が発生するのにとどまらず，再発や再燃を繰り返すことによる弊害とは何かを考える教材である．さらに，学生にとって病態の理解には難しさがあるが，健康障害を抱えながら日々成長発達を遂げる子どもの療養生活，あるいは退院後の日常生活について，どこまで将来を見据えることができるかが重要になり，慢性期にある子どもと家族の看護を考える教材である．

⑤　素材を教材にする

　学習目標に沿って，2つの教材を作成する．

　まず**教材6-1**は，設定した学習目標1の「慢性的な病気の経過が子どもに与える影響」をイメージするものである．子どもと家族の生活（疾患の状況に応じた家庭での生活，繰り返す入院生活での安全と安楽など）について，子どもや家族の様子を見聞きすることにより，より多くの情報収集を行なうことが支援につながることを理解する．

教材 6-1 病状が慢性化しはじめ，再入院となった幼児の病室環境

　Fちゃんは3歳という年齢にもかかわらず，ネフローゼ症候群の再発・再燃を繰り返している．環境整備のために看護師がその病室を訪れると，衣服，雑誌やおもちゃが散乱し，床には菓子袋がいくつか放置されていた．ベッド柵は下がったままで，Fちゃんはベッド上でスマホ動画を見ており，付き添っている父親は病室の隅のほうで横になって眠っていた．前回担当した看護師によると，「これまでも父親が泊まるとあんな感じで過ごすことが多い．私たちも指導したことはあるが，いっこうに聞いてもらえない」とのことである．Fちゃんは安静と食事療法および薬物療法を目的に入院しているが，その後，付き添いが母親に代わっても同様でおもちゃ，衣類，お菓子など，いろいろなものが病室内に散乱していた．

　次の**教材6-2**は，同じく学習目標2の「慢性期にある子どもと家族の看護」を考えるためのヒントにするものである．

教材 6-2　初発時の子どもと家族が，病気をどのように とらえるか

　ff くんは，看護教員が小児病棟で勤務しているときに出会った小学生の男の子である．初発のネフローゼ症候群で 2 か月ほどの個室の入院であった．病状が落ち着いてからは，よく病室で一緒に絵を描いたり，ゲームをして遊んだりした．野球少年だという ff くんはがんばって入院生活を安静に過ごしていた．母親も治療に協力的だった．「お正月までには退院したい」と希望し，その後寛解期を迎えてクリスマスには退院できることになった．ff くんと教員とは外来の定期受診で再会したが，再度入院することはなかった．

　ネフローゼ症候群はさまざまなタイプがあり，安静だけで十分な場合から，薬物療法に対しても難治性ものがある．ff くんと母親はこの病気についてそれぞれが自分なりに理解し，どのように病気と付き合うかを考えていたように思う．

　この 2 つの教材をいろいろな視点から比較してみることで，慢性的な病気の経過にある子どもと家族をとらえることができると考える．
　まず，目の前の子ども 1 人ひとりの看護を考えるにあたっては，単に「ネフローゼ症候群に罹患した子どもの看護」をマニュアル化してとらえてはいけないことにも気づいてもらいたい．また，腎臓の解剖生理やネフローゼ症候群の病態と治療，子どもと家族のニーズ，長期にわたる入院生活と今後の経過を念頭に置き，それぞれの子どもの発達段階や個別性に応じた看護について深く考えてもらいたい．同じ疾患であっても，慢性的な病気の経過や家族背景が異なることで，看護介入も大いに異なってくる．つまり，疾患ごとに画一的な看護が存在するわけではない．子どもにはそれぞれの未来がある．子どものもつ力を信じ，医療者と家族が一緒になって子どもの健康問題の解決に向かうことが大事であり，決してあきらめてはならない．子どもに出会った「今」の時点は，子どもにとって先の長い未来へとつながっていることを意識し，そのときの「今」にどのように関わるかを考えてもらいたい．

6　教材解釈

　開発した 2 つの教材をどのように授業で提示するかを考える．まずは学習者の視点と，教員の視点から考え，それをふまえてどのように授業展開するかを考える．学習者にはワークシートを用いて F ちゃんの事例で思考のプロセスを可視化してもらい（**教材 6-1**），この思考を助けるために教員の語りとしてその様子や看護師との関わりを取り入れることとする（**教材 6-2**）．
　つまり，思考の過程では，ワークシートの 4/5 程度は**教材 6-1** の事例について書き込んでいくが，"F ちゃんの事例展開"で終わってしまうことのないように，後半で**教**

材 6-2 を簡単なエピソードとして書き入れ，最後にワークシートの下段で「慢性期に
ある子どもと家族の看護」をどのように理解したかをまとめていく（**図 6-1**）．

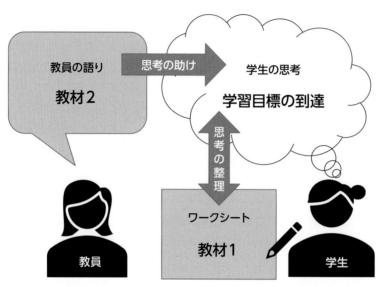

図 6-1　「慢性期にある子どもと家族の看護」の学習目標到達にむけた教材の提示

｜　i　学習者の視点

【教材 6-1】

　ネフローゼ症候群は腎臓の慢性的な経過をたどる病気であることは理解できるが，
腎臓はたいへん複雑な臓器で名称や機能も覚えにくく，診断基準やステロイドの作用・
副作用も絡んでくるため，そこまで詳細には理解が追いついていない．尿や血液の成
分や基準値についても，成人の値とは異なるというだけで，覚える気がせず，調べる
のが精一杯である．F ちゃんの身体にいったい何が起こっているのか，順番に調べて
いく．

　病室環境について，F ちゃんは幼児であり，1 人ではまだ生活ができないため，とに
かく家族への指導が必要だということは理解できる．家族に生活上の注意点を理解し
てもらうような生活指導が必要で，入院中はベッド柵を下げたまま居眠りしないよう
に声をかけることや，ごみは片づけが必要であるという認識をもってもらうことに着
目する．ほかにも，「F ちゃんが YouTube 動画ばかり見ているので，スマートフォン
を手の届かないところに置き，絵本やお絵かきの道具だけを置くようにする」「安静が
大事なので，ベッドの上で過ごせるよう，父親や母親に遊び相手になってもらう」な
どと考える．

【教材 6-2】

　「ff くんは小学生で母親も献身的だから再燃しなかったが，F ちゃんは普段から家族
の食事や生活習慣に問題があったから再燃するのだろうか？」「ff くんは一生塩分控え
めの食事であれば，再燃もしないし野球もできるのだろうか？」「F ちゃんは塩分が高

いものばかりを食べていたのだろうか？　薬を途中でやめてしまったのだろうか？」などの疑問をもつ.

ⅱ　教員の視点

【教材 6-1】

　Ｆちゃんは，再燃による微熱や高度の浮腫があり，急性期に対する看護を行なうと同時に慢性的な病気の経過を意識して，看護介入しなければならない. 発達段階では幼児期前期にあり，日常生活のすべてにおいて，家族からの養護が必要である. この家族にとって，家庭での生活環境はどのようなものか. 家族の病気に対する知識不足，育児負担，経済的困難は，子どもにとって望ましくない育児状況の連鎖になることも多い. ネフローゼ症候群では，内服・安静・食事など家族の協力なくして管理できず，実際に再燃を繰り返していることからも，家族とともに子どもの健康問題の解決に向き合わなくてはならない. Ｆちゃんが幼児期に繰り返し入院していることは，身体の問題だけでなく，心理・社会的な健康状態にも影響をもたらす可能性がある. 小学校入学後まで再発・再燃を繰り返すと，学業にも影響し，そこから派生する学習能力，運動能力，対人関係などにも懸念が広がる. 病室環境に介入のヒントが隠されており，そこから家庭での生活や再燃が起こる背景を探っていく.

　Ｆちゃんは入院して2日経過しており，ネフローゼ症候群の病期は急性期（乏尿期・利尿期）に相当する. 異常の早期発見と感染予防対策を行ないながら，入院初期の食事・水分の制限や，安静・活動の制限に対する援助では家族の協力が不可欠であり，入院当初から退院後を見据えて看護することが大切である. 慢性的な病気の経過をたどる場合では，退院後の子どもと家族の生活をとらえて今後の再発・再燃予防に努めていかなくてはならない. 同時にＦちゃん自身のストレス対処につなげることも家族と一緒に考える必要がある.

【教材 6-2】

　慢性の経過をたどる子どもと家族への看護として，退院後の生活を見越した看護も含めてとらえてほしい. ffくんのエピソードを伝えることで発達段階の違い，入院せずに家庭や学校での生活を継続して送っているその身体的・社会的・心理的影響とはどのようなものであるかを考えてもらいたい.

ⅲ　視点を近づける授業展開の検討

【教材 6-1】

　ワークシートには，Ｆちゃんの事例紹介・病態および治療の経過を確認できるよう，要点をあらかじめ記載しておき，穴埋めやメモ書きでワークでの思考が進められるようにする. 覚えるべきことを学ぶ際はテキストに戻ってもらい，ワークシートはあくまでも思考のプロセスを整理するものとする. その欄を埋めていくことで，難しい病態や治療の経過はところどころスキップでき，事前や事後の調べ学習につなげることができる.

【教材6-2】

　ffくんに起こった身体的・社会的・心理的影響とはどのようなものであるかを考えてもらうために，ffくんや母親が語った話をエピソードで紹介する．また，エピソードから学習者の視点で感じたことを発問として引き出し，既習の知識のどこ（小児看護学概論か，疾病治療論か，など）に戻ればよいのか，看護の専門的な知識をどのように活用して，ffくんのように再発や再燃を繰り返さなくても，看護の役割として必要なことは何かについて，学習者自身が気づくようにはたらきかける．

▼▼▼

　これらの学びを包含した**ワークシート**を118頁に示す．

▶○ Column　**学生の「わからない」を学びにつなげる**

　小児看護学実習では，どこの教育機関でも実習場所の確保に大変なご苦労がおありだと思います．受け持ち対象を決定して看護過程の展開ができる実習というのは，だんだん珍しくなってきているかもしれません．筆者自身も，小児病棟以外では，保育施設，小児科外来，成人期との混合病棟などで実習指導や実習引率を経験してきましたし，COVID-19の流行期には，「オンライン実習」や「短時間の見学のみ」という，それまでになく制約された環境での実習形態も経験しました．

　そのようななかでも，学生に何か1つでも小児看護の実践を体験してもらいたいと，筆者はいつもチャンスを狙っています．筆者は，臨地実習で学生が行なう環境整備の機会に同行するのですが，一緒になって作業を始めると，ベッド柵をササっと拭くだけで作業を終えてしまう学生や，シーツ交換にいたっては小児用ベッドでの交換の仕方がわからずお手上げ状態になって教員に助けを求める学生もいます．あるとき，学生のZさんが，環境整備をほとんどできないまま病室を出てきたあと，「今までに終えた実習では，環境整備はできていたんですけど……」と言いました．掃除やシーツ交換だけが環境整備ではありません．Zさんのその言い訳のような発言に，筆者は思わず首をかしげてしまいました．

　実習のなかで，学生が「難しい」「わからない」という反応を示している事象というのは，その学生自身の課題である場合ももちろんありますが，一方で，これまでの自分の教育活動に対する評価ととらえることも大切だと思います．こうしたときこそ，目の前の学生には次の体験に活かせるように，自分には今後の教育活動に活かせるようにポジティブに考えるべきです．首をかしげてしまっても，気持ちを切り替えてにこやかに振る舞いたいものです．

〔辻野〕

7 母性看護学
分娩期の看護

1 素材の収集

　初産婦のGさん（20歳代女性）．胎児発育不全（FGR）にて，胎児の健康状態の管理目的で36週4日に入院となった．入院8日目から学生が受け持った．

　学生は，まずカルテより今後の治療方針についての情報収集を行なった．受け持ち当日には子宮頸管拡張器（ラミナリア）が使用されていた．今後子宮頸管の熟化や子宮収縮の状態により，子宮頸管拡張器（メトロイリンテル）やオキシトシンを使用していくことを確認し，胎児の状況により緊急帝王切開になる可能性もあることを妊婦に説明済，などの情報を得ることができた．

　学生は，情報収集を行なうなかで，FGRが分娩誘発によりどのような影響を受けるのかなどの情報量の多さに混乱している様子もみられた．カルテを見つめながら，「私に何ができるだろう？　できることはあるんだろうか？」「元気に赤ちゃんは生まれるんだろうか？」など，不安な思いをぽつぽつと口にしていた．学生は，実習前に分娩期の標準的な看護計画を立案してきている．しかし，初めて体験する分娩期の実習，さまざまな処置が行なわれるということ，母体と胎児の両方を考えていくことに対して不安や怖さを感じていた．

　「私（学生）はどうすればよいか，わからない……．計画発表も何を言ったらいいのか，わかりません……」と教員に相談あり．学生と教員の2人で情報の整理と知識の確認を行ない，計画を追加修正することができた．

　Gさんは，コロナ禍で母親学級が開講されておらず，外来にて分娩に対する説明を受けていたが，「お産についてはあまりよくわからない……．がんばらないといけないけど，ちゃんと産めるだろうか？」と学生に不安な思いを漏らしていた．学生は，その思いを受け，助産師・教員に関わりについて相談を行なった．その結果，分娩の経過と進行状況に応じて産婦自身に行なってほしいことなどについて自らの言葉でGさんにわかりやすく説明できた．分娩経過だけでなく，その時々の産婦の対処行動や看護師の介入について一緒に考えた．

　Gさんは入院後もスマートフォンを見て1人で過ごすことが多く，同室の褥婦さんや看護師とも積極的に会話を交わすことはなかった．しかし，学生がGさんとコミュニケーションを図るなかで，パートナーとの出会いや自分の家族や姉妹のことなど，自分自身のことを語るようになっていった．こうしてゆっくりと関わりをもつなかで，Gさんも学生に対して安心感をもち親密さを感じるようになり，関係性にも変化がみられてきた．学生は，Gさんが自ら話をしてくれるようになったが，今は陣痛も来ていないから，「私は何をすればいいのだろうか？　そばにいてやれることはあるだろう

か？」と考え込んでいた．教員とグループメンバーとミニカンファレンスを行ない，何ができ，何をしていく必要があるのかについて意見をもらい，観察と見守りの方向性を決定した．

　オキシトシンを使用し，2 日目．徐々に陣痛も増強していった．G さんは産痛増強に伴い，眼を閉じ，ベッド柵をつかみ苦痛に耐えていた．学生は，産痛緩和を行ないながら，胎児心拍数陣痛図（CTG）をチェックし胎児の健康状態を観察していた．同時に G さんを 1 人にすることがないようにしていた．

　やがて，パートナーも到着し，G さんの様子を不安げに眺めていたが，助産師に促され G さんの手を握り出産までの痛みや不安を共有していた．学生は 2 人の様子をそばで見守り，産痛緩和の援助を行なった．分娩室に移動し，誕生の場面に立ち会うことができた．G さんからは「ずっとそばにいてくれてありがとう．心強かった」との声をかけられた．

　分娩後の処置も終わり，静かに涙を流しながら「無事に産まれてよかった……．G さんはすごくがんばっていた．お母さんになる強さを感じて……私は力になることができたのだろうか……？　もっとできたことはなかったのだろうか？」と，生命誕生の奇跡に感動しつつ，自己の看護が適切であったのか振り返って考えていた．

❷　素材を取り上げた理由

　「妊娠は病気ではない」といわれるが，それが正常に経過するように看護職が関わることに大きな意味がある．妊婦は治療目的や管理入院でなければ通常妊婦健康診査に訪れるのみで，常に医療者がそばにいて支援することはできない．健康レベルの高い妊婦だからこそ，健やかな妊娠・分娩のためにセルフケアに関する保健指導（予防教育）が重要である．

　お産（分娩）は生命誕生の奇跡を迎えると同時に，母体と胎児の 2 人の生命が危機に陥る可能性もある．お産（分娩）とは，まさに母体が「命がけ」で新しい命をこの世に生み出す場面である．

　妊娠の経過を理解し，分娩期や産褥期，新生児の経過が正常から逸脱しないように看護を行なうことが求められる．胎児の発育状況や分娩時の医療的介入などから今後起こりうる問題を予測し，どのような看護が必要かを考えることが必要である．そこでこの素材を取り上げることとした．

❸　学習目標（主題）の確認

科目名　　：**母性看護学方法論 I**（妊娠期・分娩期の看護）

配当年次　：修業年限 4 年の 3 年次前期（1 単位 30 時間）

科目目標　：妊娠期・分娩期にある母体の生理的変化・胎児発育への理解を深める．

　　　　　　　妊娠期・分娩期にある家族の役割を学び，新しい家族役割形成促進の援

助について理解する．妊娠・分娩の異常と医療的介入と看護について理解できる．生殖補助医療や遺伝カウンセリングを受ける人々の心理・社会的特徴を理解し，倫理的問題について理解する．妊娠・分娩とダイナミックな変化を遂げることを理解し，学習を通し生命の神秘を感じてほしい．健康な妊産婦が異常にならないようにするためにどのような看護が必要か，柔軟な思考で学習に臨んでほしい．

妊娠・分娩期，新生児の異常については医師による講義がある．

科目の概要

回	主題	方法
1	リプロダクティブヘルスケア（不妊治療と看護）	講義・グループワーク
2	リプロダクティブヘルスケア（不妊治療）	講義（医師担当）
3	妊娠の生理	TBL
4	妊娠各期の心理と社会的特徴（家族含む）	講義
5	妊婦と胎児のアセスメント（妊娠の診断と胎児のアセスメント）	講義・演習
6	妊婦の日常生活と看護	講義
7	親になるための看護（妊婦・家族）と関連法規について	講義
8	分娩の要素と分娩経過	講義
9	分娩中の産婦と家族の看護	講義
10	安全・安楽分娩と基本的ニードに対する看護	講義・演習
11	分娩期の異常	講義（医師）
12	妊娠・分娩期の胎児および新生児の異常	講義（医師）
13	正常な妊娠・分娩経過の看護（事例）	講義・グループワーク
14	分娩期に医療的介入が行なわれる産婦の看護（胎児・新生児含む）	講義・グループワーク
15	終講試験・まとめ	試験・まとめ（解説）

今回は第13回目の発展学習として，第14回目「分娩期に医療的介入が行なわれる産婦の看護」をテーマにし，妊娠期から産褥期までの連続した変化がどのように母体と胎児（新生児）に影響を与えるのか？予防と予測をもって看護を行なうには？など対象のさまざまな情報から，対象の状況を考え，必要なアプローチを考えるという視点を含んだテーマとする．

●本時の学習目標

1. 妊娠期における母体・胎児の経過が，分娩期・産褥期および新生児にどのような影響を与えるかについて理解できる
2. 分娩の3要素に対する医療的介入が，産婦・胎児/褥婦・新生児に与える影響について考え，看護を理解することができる
3. 分娩期における産婦および家族の心理状態について理解することができる
4. 1.～3.の理解をふまえ，妊娠期～産褥期・新生児の現状と予測的視点をもった看護を考えることができる

④ 素材の吟味・精選

　本科目を学ぶ学習者は，3年次前期（修業年限4年）であり学習進度は，基礎看護学を履修し，2年次では老年看護学実習，看護過程実習を経験している．専門基礎分野の解剖生理学，病理学，薬理学，疾病論も終了し，倫理では生命倫理なども履修している．

　素材は，妊娠期で胎児発育不全（FGR）を指摘され胎児の健康・発育管理を行なう目的で入院となり，分娩誘発となった事例である．FGRの原因には，胎児因子・胎児付属物因子・母体因子などがある．原因不明のことも多い．分娩時の陣痛は，胎児の娩出に重要な意味をもつが同時に強いストレス下におかれるため，FGRにある児は，より低酸素状態になる可能性も高い．また，出生後も呼吸障害・低体温・低血糖となる可能性も高い．分娩誘導を行なうことで母体では過強陣痛・子宮破裂，臍帯下垂・臍帯脱出のリスクも高く，母児ともに分娩中も娩出直後も生命の危機的状況となる可能性もある．妊娠期の経過から分娩期の状況を考慮し，分娩進行中と分娩直後の母児の生命における危機的な状況を予測し，看護の方向性を考える「教材」になるものと考えた．

⑤ 素材を教材にする

　分娩進行中の母体への支援と胎児の健康状態の評価を学ぶものとして，以下の目標を学ぶ教材とした．

> ● 学習目標
> 1. 妊娠期の状態（胎児発育など）が分娩進行中の胎児の健康状態に与える影響について理解する
> 2. 分娩誘発（分娩を促進するため）が母体に与える影響について理解する
> 3. 1.～2.の理解を深め，分娩時・娩出後の母体・新生児に対する看護の役割を考えることができる

教材 7-1　分娩時に医療的処置を受けた母児の生命を護る看護

　胎児発育不全（FGR）にて胎児の健康・発育管理を行なう目的で入院した，初妊婦Gさん（23歳．妊娠37週4日）を入院8日目に学生が受け持った．Gさんは36週0日時点では入院を勧められていたが拒否していた．医師より自宅安静であっても胎児の発育などに変化は期待できないことなどの説明を受け，入院となった．学生が受け持つ前には子宮頸管拡張器（ラミナリア）による頸管熟化処置が実施された．学生受け持ち当日には子宮頸管拡張器（メトロイリンテル）による頸管熟化処置が実施された．少し腹部の張りは感じるが痛みの増強なし．NSTでも1回/日，変

動一過性徐脈がみられることがあった．学生の受け持ち2日目37週5日にはオキシトシン（アトニン）による分娩誘導が開始された．

　若干の痛みの増強はみられるも分娩陣痛に移行せず．夜間は誘導中止し経過観察となった．受け持って3日目（37週6日）もオキシトシン使用による分娩誘導が実施され，Gさんは分娩陣痛に移行した．陣痛発来後Gさんは産痛に対して余裕の表情を見せていた．しかし，徐々に増強していく産痛に，涙をこらえながら，目を閉じ耐える様子がみられた．胎児心拍数陣痛図（CTG）上，変動一過性徐脈もみられた．学生は胎児の健康状態に関する不安をかかえながらも，産痛緩和・3時間おきのトイレ誘導を行ない，入院中一緒に練習を行なった呼吸法をスタッフとともに実施した．呼吸法誘導時には胎児心拍は145 bpm，基線の細変動15 bpm，一過性頻脈あり，一過性徐脈は認められなかった．その後，娩出直前に変動一過性徐脈が認められたが，2,309 g〔Apgar（アプガー）スコア8～9，臍帯血液ガスpH 7.25〕の児娩出となった．分娩時出血量478 mL，子宮底臍下2横指，硬度軟らかい．

　助産師による新生児のケア終了後，母児対面を行なう様子を学生も見学した．Gさんは初めて新生児を抱っこし，「生まれてきてくれてよかった」と，涙を流しながら優しく新生児を見つめていた．

6　教材解釈

　目標は，分娩の3要素と医療的介入のなかで母体と胎児の生命を護るための看護を理解することである．

i　学習者の視点

　第13回目の授業で分娩の3要素と促進・阻害因子については学習している．妊娠経過から胎児発育不全の状態であることは正常と比較して理解することはできる．医療的介入を行なうなかで，産婦の身体的変化とそれらが与える影響を理解しどのような看護を行なえばよいのか考えることは難しい．児の予備力が低下する前に妊娠の終了（分娩とする）方針が決定され，医療的介入が行なわれていることから，CTGの情報などから胎児の健康状態のアセスメントを行ない，現段階でできること，出生時の異常を想定した援助まで理解することが求められる．同時に，分娩直後の子宮収縮や出血量から，母体の状態をアセスメントし必要な看護と医療的な介入についても理解する必要がある．産婦や家族の分娩時の不安と新しい家族の形成について理解することが重要である．

ii　教員の視点

　学生は分娩の正常な経過については学習できている．妊娠中の経過や胎児の発育状態をアセスメントし，同時に医療的な介入が母児に与える影響を考えることは難しい．分娩を促進するために，子宮収縮薬を使用することにより，重大な副作用を招く危険

性もある．母体の安楽に対する援助を実施しながら，異常に移行していないか，胎児の健康状態が悪くなっていないかを観察していくことは重要である．胎児娩出時の助産行為については，助産師の業務独占であるが，看護師は助産師・医師と協働し安全に分娩を終了できるように支援することが必要である．分娩が正常に経過しているかアセスメントを行ないながら，母児2人の生命を護るために，観察，安楽への援助，異常時の対応，出生直後の新生児の状態を予測したうえでの看護を行なう．正常経過を確認しつつ医療的介入による母児への影響を考え，正常逸脱を予測できるための学習へとつなげていく必要がある．学習の内容と順序を整理することで，異常時の看護を理解するための学習は可能であると考える．

iii　視点を近づける授業展開の検討

　与えられている情報のなかから，妊娠中の母児の身体的状態をアセスメントすることが大切である．特に週数を意識していることは重要である（出生後の胎外生活に影響を与えるため）．そこで示されている情報から，分娩時に起こるリスクについて考え，母児の生命に関する危機に移行しやすい可能性が高いことを判断する．そのうえで，分娩時に用いられる医療的介入（分娩誘導）が母児双方にどのような影響を与えているかについて考える．

　胎児発育不全状態であり，週数相当の発育をたどっていないことから予備力が小さいことを理解させる．そのような状態で，ストレスがかかることで胎児の健康状態にどのような影響があるのか，また，その反応は何をもって観察するのかを基本的なCTGの判読の知識を活用しながら考えさせる．また，胎児発育不全であることから出生直後はまさに生命が危機的状況に陥りやすい．胎児の発育の状態や分娩時の状態からどのようなリスクがあるかなど，ワークシートに発問を取り入れ，学習者らが根拠をふまえながら，順序だて，正常の妊娠・分娩経過の知識を活用しながら学習が深まるようにした．同時に協同学習を行なうことで，仲間とともに学び合い，多くの意見を出し合うことで妊娠期から分娩期までの連続性に，医療処置が加わることの影響を考えた理解につながるように構成した．

▼▼▼

　展開をまとめた**ワークシート**を120頁に示す．

8 精神看護学
精神看護とは何か

1 素材の収集

　精神看護学実習が開始となり，臨地実習指導者（指導者）から受け持ち患者Hさん（60歳代女性）の紹介があった．教員もその場に同席した．患者は，指導者の前で快く私たち（学生・教員）を受け入れてくださり，これからの実習に期待がもてた．

　しかし，次の日に学生がHさんのもとを訪れると，頭から布団をかぶり，学生の呼びかけに一切応えない．指導者や病院スタッフの呼びかけには反応するが，学生や教員の声かけにはまったく反応がない．寝ているのでもない様子に困り果て，指導者に相談するが，状況の変化はない．学生がそばにいる・いないにかかわらず，Hさんは起きたいときに起き，食事・トイレは自発的に行動している．

　12日間の実習の1週目は，ほとんど同じ状況であった．週末の金曜日のカンファレンスで，教員は指導者に患者の変更を申し出た．このままでは学生とHさんの関係を発展させることは難しいと考えたからだ．指導者も「そんなに難しいとは思わなかった」と言い，教員の申し出を受け入れてくれた．ところが，学生は「来週の月曜日まで待っていただけませんか」と言った．「グループメンバーがスムーズに実習しているなか，私だけが実習目標の到達ができないで，この実習が不合格にならないか，とそのことばかり考えていた」「学校で，患者の立場にたって，傾聴・共感・受容の大切さを学んできたというのに，私は自分のことばかり考えていたように思う」と言うのである．指導者は「よいことに気づきましたね」と褒め，土日で気分転換を図り，月曜日に再度トライしてみましょうということになった．

　そして，月曜日．Hさんの状況は変わらず，頭から布団をかぶっていた．学生は，「そばにいてもよいですか」と声をかけたが，返答はなかった．学生は，そばの椅子に腰をかけ座っていた．突然，Hさんはムクッと起き上がり，廊下のほうへ出て行った．学生は後を追いかけようかと躊躇したが，ふと，手をついたベッドが「じとっ」と濡れていることに気がついた．5月末のこの暑い時期に，Hさんはふとんを頭からかぶっている．私がここにいるからだろうかと学生は考えた．申し訳なさとともに，今日で受け持ち患者が変わることもあり，何かHさんにできることはないか考え，思いついたのがシーツ交換であった．指導者に了解を得て，ベッドメイキングを手早く行ない，Hさんをベッドサイドで待っていた．帰室してきたHさんはその状況を一目見て，「あんたが，これ，やってくれたんか？」と言った．学生は消え入る声で「はい」と答えた．Hさんは，「いつから，そこにいるのや？」と問うた．「今朝から，ずっとそばにいます」と答え，ここぞとばかりに，学生はカルテで得ていた情報の1つから，「Hさんは，洋裁をされていたんですね」と付け加えた．Hさんは，「そうや，やってみるか」と言った．

学生は飛び上がって喜んだ．Hさんは「ミシンがあったほうがいいな，大きな布はあるか」と言った．学生は，明日，必ず布とミシンを準備してくることを約束し，その場を離れた．

　次の朝，学生が病室に行くと，Hさんはベッド上に正座をして待っていた．学生は驚くとともに，涙が込み上げてくるのを必死でこらえた．人と関係をもつのにこれほど悩んだこともなかったし，これほど嬉しかったことはなかったと後で語った．

　Hさんは，手にした布を指導者の了解を得て借りたハサミで，ささーっと切り，ミシンで縫い上げ，できあがったのは，ワンピースであった．そのワンピースは学生にぴったりのサイズで，学生はHさんからそのワンピースをプレゼントされた．

❷　素材を取り上げた理由

　看護の対象者との関係性をなかなか築くことができなかった学生が，あきらめないで実施したシーツ交換を機会に，事前に得ていた洋裁という情報をもとにして関わったことが，その患者との関係を成立させた．精神看護の素晴らしさ，尊さを感じた素材である．精神看護学の授業において，ペプロウ看護論における患者–看護師関係の発達段階の2段階（同一化の段階）を学習者がめざすことを願っている筆者にとって，この素材はまさしくよい教材になると考えた．

❸　学習目標（主題）の確認

科目名　　：**精神看護学方法論Ⅰ**
配当年次　：2年次前期（1単位30時間）
科目目標　：人の心の構造について理論を通して理解し，さまざまな実践事例を解釈・
　　　　　　　　分析することにより，精神看護を実践するための基礎的知識・技術を習得
　　　　　　　　する．

科目の概要

回	主題	土台となる理論・その他	方法
1	精神看護とは何か	精神看護の主要概念，治療的人間関係技術，事例の看護	講義・演習
2・3・4	セルフケア不足の患者の看護	フロイトの力動論，オレム＆アンダーウッドのセルフケア理論，防衛機制，事例の看護	講義・演習
5・6	拒否する患者の看護	クラインの対象関係論，事例の看護	講義・演習
7・8・9(→9章)	病的多飲水のある患者の看護	ペプロウ看護論，事例の看護	講義・演習
10・11・12	境界性パーソナリティ障害にある患者の看護	マーラーの発達論，認知行動理論，対象関係論，事例の看護	講義・演習
13	精神科における安全	包括的暴力防止プログラムなど	講義
14・15	事例展開	臨床判断の実際	演習

　精神看護は，広義では，「個人，家族，集団，組織，地域社会を対象に心の健康の保持・増進あるいは疾病の予防に向けて援助すること」，狭義においては，「心の病をもつ人の健康回復を促進し，個人または集団が，その人らしさを保ちながら生活を営み，自己実現できるよう援助すること」である．精神看護学方法論 I では，狭義をテーマとし，精神障害をもつ患者-看護師の信頼関係を構築することをねらいとしている．エビデンスを大切にした対象理解と，問題解決過程ではなく意思決定過程を用い，固有の意味をもつケアの提供ができる看護師の養成をめざしている．

　主題は，学生が臨地実習で比較的，出会う患者が多い事例を選択し，その事例の対象を理解するための精神分析理論や対応を考えるための看護理論を通して，学生とともに展開する．

> ◉本時の学習目標（第1回目授業）
> 1. 精神看護に興味・関心を示す
> 2. 精神看護学のめざすものを理解する

 ## 素材の吟味・精選

　本科目を学ぶ学習者は 2 年次の前期であり，学習進度は，基礎分野の心理学・人間関係論・教育学，専門基礎分野の解剖生理学・病態生理学・薬理学，専門分野の基礎看護学は実習を含めおおむね既修である．1 年次の後期で精神看護学概論は既修，臨床心理学は本科目と並行して学習している．また，精神病理について，医師より学んでいる．この素材は，2 年次前期開講の精神看護学方法論 I の第 1 回目の授業に計画し，これから学ぶ方法論に対して，既習内容を活かし，精神看護の素晴らしさを知り，イメージを膨らまし，学ぶ意欲を喚起する学習目標で行なう．

　次の①～④に分けて，この素材の内容を吟味した．

①「あきらめない」という人間の可能性を信じて，患者のそばに寄り添うという，一貫した学生の姿勢が患者の「愛・所属」「承認」のニードの充足につながり，患者-看護師関係が変化・発展するという，精神看護本来の価値を実践した．ペプロウ看護論における同一化の段階に達した素材である

②シーツが濡れて，患者が不快を感じているだろうということに気づくという，自分中心（実習目標到達および患者から拒否を受けたつらさ）から，患者の立場へと転換できた．看護の本質である，「ケア」を学ぶことのできる素材である

③生活の援助であるシーツ交換は，患者の「生理的」「安全（安寧）」のニードを充足した．看護職の役割を示した素材である

④関係性がもてなかった期間も含めて，患者に関心を持ち続け，「洋裁」という情報をタイムリーに活かし，患者の潜在能力にはたらきかけるという治療的人間関係技術を実践した素材である

5 素材を教材にする

　精神看護では，治療的人間関係技術を用いて関わり，患者自身が，そのニード・期待を充足することを援助する．この素材の場合，3つの要素がある．①学生があきらめずに関わり続けた姿勢により，「愛・所属」「承認」のニードが充足したこと，②シーツ交換という生理的ニードの充足がきっかけで患者と関係性が生じたこと，③その後のタイムリーなはたらきかけが，布団を被ったままの患者と学生との関係を発展させたことである．

　ここではまず，教材を3つの場面に分ける．

教材 8-1 Hさんとの関わり場面1（教員目線）

　実習指導者が受け持ち患者の選択を行ない，Hさん（66歳女性）を学生に紹介してくださった．そのとき，Hさんは快く受け入れてくださり，これからの実習に期待がもてた．しかし，次の日にHさんのもとを訪れると，Hさんは頭から布団をかぶり，学生の呼びかけに一切，応えてくださらない．指導者や病院スタッフの呼びかけには応じるが，学生の声かけにはまったく反応しない．寝ている様子でもない．困り果てて指導者に相談すると，指導者はHさんのそばに行ってくださった．するとそのときは反応するのに，指導者がいなくなるとまったく反応しない．それの繰り返しで変化は起こらなかった．しかし，Hさんは起きたいときに起き，食事・トイレは自発的に行動していた．2週間の実習の1週目は，ほとんど同じ状況であった．週末（金曜日）のカンファレンスで，このままでは学生と患者の関係を発展させることは難しいと考えた教員が指導者に患者の変更を申し出，学生に伝えた．指導者も「そんなに難しいとは思わなかった」と言い，教員の申し出を了承した．

教材 8-2 Hさんとの関わり場面2（学生目線）

　翌週の朝，ご挨拶で訪室したときは相変わらずHさんの反応はなかったので，今日だめだったら担当を変更してもらおうと思いつつ，Hさんに「そばにいさせてもらってもいいですか」と声をかけて，そばの椅子に腰をかけ座っていました．しばらくすると突然，Hさんはムクッと起き上がり，廊下のほうへ出て行かれたので，後を追いかけようかと迷ったのですが，ふと，手をついたベッドがじとっと濡れていることに気がつきました．私に何かできることはないか考え，思いついたのがシーツ交換でした．指導者に了解を得て，Hさんが戻られる前にシーツ交換をして，ベッドサイドで患者さんを待ちました．

> **教材 8-3** | Ｈさんとの関わり場面 3（学生目線）
>
> 　帰室してきたＨさんはその状況を一目見て，「あんたが，これ（濡れたシーツ交換）やってくれたんか？」とおっしゃいました．私は怒られるのかと不安になりながら，「はい」と答えました．すると，Ｈさんから「いつから，そこにいるのか？」と言われたので，「今朝から，ずっとＨさんのそばにいます」と答え，今とばかりに，カルテで得ていた情報の1つ，「Ｈさんは，洋裁をされていたんですね」と付け加えました．Ｈさんは「そうや，やってみるか」とおっしゃられました．私は飛びあがりたい気持ちになりました．Ｈさんは「ミシンがあったほうがいいな，大きな布はあるか」とおっしゃり，私は，明日必ず準備してくることを約束しました．
>
> 　次の朝，Ｈさんはベッド上に正座をして待ってくれていました．そして，手にした布を指導者の了解を得て借りたハサミで，まるで頭の中には図面があるようにささーっと切り始められました．そして，それを見事にミシンで縫い上げられて，数時間でできあがったのは，すてきなワンピースでした．

6 教材解釈

ⅰ 学習者の視点

　学内での講義・演習において視聴覚教材や当事者との触れ合い，シミュレーション教育の機会をもってしても，ほかの看護領域以上に，なかなか精神科患者のイメージはつきにくい．また，臨地実習の環境は，独特の雰囲気が醸しだされ，どちらかと言えば暗く，不安に押しつぶされそうな学生の姿が見受けられる．そのようななかでも，学生は，学校で学んだことを少しでも参考に，実習目標の達成を意図して患者に向き合い，患者理解から始め，取り組めそうな課題を見いだし，真摯に接する．大方の学生は，症状の固定した慢性期の患者を受け持ち，傾聴・共感・受容を基調とした人間関係技術を用いて関わり，約2週間の実習を終える．しかし，時に全く患者と関係性がもてず，実習が進まず，目標達成を断念せざるを得ない例もある．そのようなとき，ほとんどの学生は，他学生の実習進捗状況との比較から，落ち込み，徐々に気持ちが萎え，自分の至らなさや自分の知識不足に関連づけるとともに，単位がとれないのではないかという恐怖が渦巻き，患者どころではなくなる．しかし，本学生は，そのようになる自分に対し，これまで授業を通して学び得たことを思い出し，悪況を乗り越え，患者との関係性を発展させたという稀少な例である．

ⅱ 教員の視点

　学内の授業では，精神看護は行き当たりばったりの実践ではなく，理論に裏付けられた治療的人間関係技術で関わる必要性や，拒否する患者・暴力を振るう患者・無為自閉の患者などにどのような看護が展開できるか，実例を通して学生に教授してきた．学生は臨地（実習）に出向くと，声のトーンや自身の姿勢などの非言語的コミュニケー

ションにも気をつけながら，些細な変化も見逃さない思いで患者を理解しようと努める．しかし，自分の想像を超える患者の言動に影響を受け，自分を見失う学生も存在する．そのような悪況を乗り越えたときに，また，治療的人間関係技術を実践し，患者-学生関係の発展が得られたときなど，どれほど大きな学びや人間的な成長が得られるかを知っている教員は，学生の可能性を信じつつ，ギリギリのところまで待つが，それは，同時に学生を傷つけることにもなり，2週間の実習のほぼ，真ん中あたりで，受け持ち患者の変更も含めて，事態を見極める必要性がある．

　本来，臨地実習は学内で学んだことを応用し，展開するということが与えられた課題ではあるが，課題の難易度が高いと，挫折し，目標達成どころか，自尊感情まで低下する．どこまで，学生のがんばりを期待するか，教員が手助けするか，その指導のタイミングや見極め，または，指導の内容を決めることは難しい．本例では，まったく患者との関係性を出発できていない状況では，受け持ち患者の変更の提案が最善であると結論づけた．しかし，その結論を乗り越えた例を今後，実習で精神看護を実践する学生に授業で示すことは，なお一層，学生の可能性を伸長することにつながると考える．

iii　視点を近づける授業展開の検討

　まず教材を，教員の感動が同じように学生に伝わるための提示方法として，「語り」の口調で紹介し，全体像を大まかに理解するために2つの質問を伝える．

> ●学習者になげかける2つの質問
> 1. 学生が関わる前と後での患者の変化はあったのか
> 2. その変化は，どのような関わりがあったからか

　次に，患者の変化の意味を3つの場面に分け，ワークシートを用いて考える．

ワークシートの実際を122頁に示す．

【教材8-1】

　発問1「カンファレンスで，受け持ち患者の変更を提案された．あなたなら，どうする?」，発問2「発問1の回答理由は?」を通して，学習者自身が，この場面の学生になった気持ちで，状況判断の体験をする．そして，発問3「この学生はなぜあきらめなかったと思うか?」という問いにおいて，発問1・2で回答した自己の判断根拠と事例の学生の判断とを比較し，いかに今後の患者-学生関係に影響するのか，結果予期(発問7の回答)を感じる動機づけとする．

【教材8-2】

　発問4「この学生はなぜシーツ交換を実施できたのか?」という問いにおいては，学生が偶然触れたシーツから患者と立場を置き換えて，患者の不快に気づくことができたからではあるが，それが本当に偶然のなせる業(わざ)であったのか，メイヤロフのケアの

本質である「専心」「他者を自分の延長上線に感じる」など，学生が真に患者に向き合った結果としての必然であったと導き出すことを期待したい．そして，発問5「シーツ交換は，なぜ患者の変化を生んだのか？」という問いにおいて，看護職の役割である日常生活援助の1つが，患者のニード［「生理的」「安全（安寧）」］の充足につながるという認識を意図したい．

【教材8-3】

発問6「なぜ，ワンピースを作ることになったと思うか？」という問いから，①洋裁が得意であるという情報を知っており，②タイミングよく洋裁の提案ができ，③実際に洋裁ができるよう整えたという，準備性，タイムリー，潜在能力へのはたらきかけなど，治療的人間関係技術の効果が確認できる．

最終的に発問7「あきらめなかったことにより，生み出したものは何か？」の問いは，発問3・5・6からつながり，回答を統合して深く考察することを期待している．

さまざまな局面を乗り越えて，結果的には，患者の固有のニード［「愛・所属」＝学生があきらめないで関わった，「承認」＝洋裁という強みを活かすことができた］の充足につながり，患者-学生の関係性が生まれ，ペプロウ看護論における同一化の段階にまで発展したといえる．ここから，精神看護本来の価値・本質を学ぶことができたと考える．

このように事例をひもとくことにより，精神看護の本質として，全体的なまとめを導き出す．

●全体的なまとめ
1. 精神看護とは，対象の可能性を信じ，寄り添い，あきらめないこと
2. 精神看護とは，患者を理解し，そのニードの充足に努めること
3. ニードを充足するためには，準備性・タイムリー・潜在能力にはたらきかけるなどの治療的人間関係技術を習得することが必要である

9 精神看護学
統合失調症で多飲水の看護

1 素材の収集

　Iさん（40歳代女性）は，統合失調症での任意入院．20歳代で受けた暴行がショックで発病．入退院を繰り返し，現在の病院・病棟に入院して約10年になる．最も大きな問題点は，1日に体重が3kg以上も増加するほどの多飲水である．保護室に隔離するなどの対策や水が容易に飲めないような管理が行なわれていた．治療は，薬物療法・作業療法・週に1回の医師による精神療法が行なわれていた．

　学生の立てた目標は，「できるだけ水分摂取量を少なくすること」．解決策は，多飲水行動の観察・飲水時の声かけ・傾聴・共感・受容的態度で接する．実習1週目は，Iさんの飲水に対する学生の制止にまったく無反応であった．1週目の後半では，待つ姿勢がIさんとの関係性を深めた．2週目の後半に，看護師の強い制止をヒントに，学生も強い制止を試みると効果があった．しかし，最終的に，学生が行なったのは，タイミングを図り「お茶をどうぞ」と言う，制止ではなく，肯定的なアプローチであった．Iさんは，「えっ，飲んでもいいの？」と言い，フーフーと熱いお茶をさましながら，ゆっくり飲んだ．その後の多飲水行動は激減した．

　用語の説明を加えておくと，病的多飲水は，水中毒ともいわれている．「検査所見や臨床症状の有無に関わりなく，精神障害において過剰な水分摂取がみられる病態である」と，定義されている．病的多飲水は低Na血症によるけいれんや意識障害など，身体的に重篤となり回復が困難となる場合もある．多飲水の原因は，精神症状（異常体験にもとづく幻覚・妄想）・向精神薬の副作用・内科疾患（肝硬変・ネフローゼ症候群・うっ血性心不全など）との関連がいわれているが，明確とはなっていない．むしろ，治療環境が多飲水傾向を助長するのではないかという報告が多くある．

2 素材を取り上げた理由

　患者の意思を尊重した看護を行なうように教授していたが，明らかに患者の行為が状態を悪くすることがみえているとき，その行為を止めることが看護者には求められる．自傷行為や自殺もしかりである．しかし，なかなか患者の行為を変えるはたらきかけや声かけは難しく，この事例の場合も，「やめときましょう」という，制止の言葉は，かえってその行為を増強することにもつながってしまう．しかし，学生は，患者を観察し，今このとき（まさに，水を飲もうとするとき）を見定め，制止ではなく，お茶を勧めたのである．

　筆者は，**教師として思ってもみなかった学生の実践**に困惑した．そして，その実践

が患者によい変化を生んだことに驚いた．患者を人間として尊重し，関わることは絵に描いた餅ではなく，本当に有効であることを思いしらされた．

③ 学習目標（主題）の確認

科目名　　：**精神看護学方法論Ⅰ**

配当年次　：2年次前期（1単位30時間）

科目目標　：人の心の構造について理論を通して理解し，さまざまな実践事例を解釈・分析することにより，精神看護を実践するための基礎的知識・技術を習得する

科目の概要

68頁に掲載のもの

●単元の指導目標
1. ペプロウ人間関係の看護論「看護師−患者関係における諸局面」が想起できる [1年次既習の知識]
2. ペプロウ看護論「パターン相互作用論」を理解することができる
3. 固有の意味をもつケアの提供について理解することができる

●本時の学習目標（第9回目授業）
1. 事例の看護を，パターン相互作用論を用いて分析・解釈する
2. 固有の意味をもつケアの提供について理解することができる

---

④ 素材の吟味・精選

学習進度は，別章（69頁）参照のこと．教材であるペプロウ看護論については，1年次で事例を通して人間関係の発達について一部理解している．また，精神病理として，統合失調症については学習している．

精神看護は治療的人間関係技術にて信頼関係を構築し，その信頼関係が患者の病を癒す過程である．治療的人間関係技術は，具体的にどのように行なうのか，ペプロウのパターン相互作用論がその1つである．事例をパターン相互作用論で分析・解釈し，その過程に固有の意味を見いだしていくことで，精神看護の方法を認知することができると考える．精神看護の本質をとらえることができる素材であり，教材化に値すると判断した．

5　素材を教材にする

i　第7・8回目授業の内容

①ペプロウの『人間関係の看護論』（医学書院，1973）で人間関係の発達について，事前学習課題として復習する．

②『ペプロウ看護論』（医学書院，1996）の「パターン相互作用論」を，ワークシートを用いて事前学習課題とする．

③第7・8回目の授業にて，パターンの理解をオリジナル事例「母と子のおねだりの事例」「教師と学生の授業開始の事例」を用いて図る．

ii　第9回目授業の内容

学習目標について教材化する．

①素材よりパターンを見いだしやすくするため，患者-看護師関係を臨地実習時のプロセスレコードをもとに対話形式にする．

②関係のパターンが大きく変化した場面を選び，3つの場面に分ける．

③3場面の内容を補足する（ア．パターン観察内容，イ．関係成立後の状況）場面を追加する．

場面ごとに学生の実施と患者の反応を述べる．

教材 9-1　相互作用を確認し，パターン統合が明確にできた場面1（1週目前半のⅠさんの飲水行動に対する学生の関わり）

　OT（作業療法）室に来てから1時間経過し，Ⅰさんが急に席を立って飲水行動に移った．そして，その動作が繰り返された．

学生　優しく「Ⅰさん，もうそろそろやめときましょうね」と声をかけた．

患者　無反応で飲水は続行された．

学生　無反応だったⅠさんに対して，もう一度優しく同じ声かけをした．

患者　「もう，言わんといて！」と言いながら，飲水のペースが早くなった．

別の日にもOT室でⅠさんが飲水行動を始めた．

学生　優しく「Ⅰさん，もうやめとかないとしんどくなりますよ」と言った．

患者　「うん，わかった．あと，こんだけな」と言いながら，何杯も飲水した．

学生　飲み続けているⅠさんに「Ⅰさん，しんどくなりますし，やめときましょうよ」と言った．

患者　「もう！」と言いながら，Ⅰさんは最後の一滴まで吸いつくように飲水した．

■1週目の観察で得られたⅠさんの飲水行動〈パターン観察内容〉

　①Ⅰさんにとって「うるさい」と感じるほどの雑音が周囲にあると，その対象（人）

を睨みつけ，「もうええって」と言い，飲水する.

② 「もう……」と独り言を言い始めて，しばらくすると耐えられないといった態度で飲水する.

③作業に集中しなくなったころに，ブツブツ言いながら飲水する.

④周囲を何度か見回し，飲水する

⑤作業が思うようにいかないのか，表情が険しくなり飲水する.

この①〜⑤のいずれかが，飲水前に決まってみられ，多いときで8〜10杯（コップ1杯200 cc）の飲水をした.

教材 9−2 パターン相互作用を確認し，パターン統合が明確にできた場面 2
（1週目後半のⅠさんに学生が関わるコミュニケーション場面）

学生　学生に少しでも早く信頼関係を築きたいという焦りが生じたせいか，朝からⅠさんに積極的に近づき話しかけた.「Ⅰさん，折り紙しませんか？」

患者　「ええわ，やめとくわ」うっとうしそうに拒否し，「もー頼むわ. あっち行っといて，また会おうな」といって，その場を離れた.

学生　Ⅰさんの隣に座った学生は，なぜか何かをしゃべらなければという思いになり，必死で会話を始めようとし，「Ⅰさん……」と，言いかけた.

患者　「もうええって！」と言ったかと思うと，急に立ち上がり，学生のそばから離れていった.

学生　Ⅰさんとの会話が続いたので，この調子ならⅠさんの感情が引き出せると思い，そのまま，いろいろ質問を行なった.「Ⅰさんがお好きな事はなんですか？」「折り紙では何が得意ですか？」などなど…….

患者　徐々に返答しなくなり，自分の思っていることを一方的に話し始め，会話が成立しなくなった. Ⅰさんの表情は次第に険しくなり，急に立って怒ったようにその場を離れた.

学生　しばらくして，Ⅰさんの隣に座った学生は，Ⅰさんの拒否的態度がみられないようにするためには，どう接してよいかわからなかった. そのため，この日は学生から積極的に話さず，待つ姿勢でⅠさんに関わった.

患者　Ⅰさんは，その場から離れようとせず，楽しそうにしており，会話も長く続いた.

学生　ある日，Ⅰさんが過剰飲水により眼球が上転し流涎があり，表情が険しかった.「しんどくないですか？」

患者　「ううん，しんどくない！　もうそんなん言わんといて，なあ，もう！」怒り口調になり，その場を離れていった.

学生　また眼球上転を認め，なんとなくぼーっとしているⅠさんに「しんどいんですか」と，近くに寄った.

患者　学生を振り払うかのように「しんどくないって．もうええ！」と言い，目
　　　をつぶって黙ってしまった．

教材 9-3　相互作用を確認し，パターン統合が明確にできた場面 3 （2 週目での I さんの飲水行動に対する学生の関わり）

学生　学生の気づかないうちに飲水していた I さんに，いつものように優しく言
　　　うのではなく，「I さん，もうやめましょうよ！　しんどくなりますよ！」
　　　と，きっぱり強めの口調で言った．

患者　「はい」と，素直にやめた．

学生　OT 室に向かうとき，喫茶で飲んでいくと言い張る I さんに「今，何しに行
　　　く時間ですか．今は飲めません！」ときっぱり言った．

患者　「ああ，あかんの．ふうん」と素直に聴いて，OT 室に行った．

学生　1 週目前半で見いだした①〜⑤のパターンがみられたので，飲水行動へと
　　　移行する前にタイミングよく「I さん，熱いお茶はいかがですか」と，お茶
　　　を差し出した．

患者　I さんは，思いも寄らなかった感じで，「わあ，ありがとう！　淹れてくれ
　　　はんの？　ありがとうな，学生さん」．とても嬉しそうに，その日の OT 室
　　　での半日は，そのコップ 1 杯のお茶を飲むだけですんだ．それ以後，その
　　　1 日はさらにお茶を求めたり，自ら飲水行動に移ったりすることはなかっ
　　　た．

学生　次の日，お茶を促そうと思い，「I さん，熱いお茶淹れますし，待っていて
　　　くださいね」と声をかけた．

患者　「（コップ）半分でいいから，淹れてくれる？」と，量を意識した言葉があっ
　　　た．それ以後の飲水行動はなかった．

■ 2 週目の最終日〈関係成立後の状況〉

学生　学生の誘いに対して「もういいから．もう！」と不快な表情を示したので，
　　　「I さん，デイルームで待っていますので，後でよかったら来てください」
　　　と言って，自分からその場を離れた．

患者　10 分くらいたってから I さんがデイルームに来た．姿を見せなくなったか
　　　と思うと，「学生さーん」とそのところに走ってきたり，横に座ってきたり
　　　した．

学生　眼球上転を認めた．それ以前に飲水していたとのこと．口数が少ないこと，
　　　表情が険しいことなどを考慮して，I さんに「ちょっと，しんどいですね」
　　　と話しかけつつ，共感的態度で身体をさすった．

患者　「ふう…」と息をついて「ああ，しんどいわ」と，目を閉じ，初めて学生に
　　　感情を示した．その後，I さんが嘔吐した．

学生　I さんの背中をさすり，椅子に座ってもらい，手を握り，「さっきは，びっ

くりしましたね．とても，しんどかったですね」と共感的態度で言った．

患者　「ああ，びっくりしたなあ．ふう」と深く腰をかけて壁にもたれかかった．そして「なあ，しんどかったなあ」と目を閉じ，リラックスしているようだった．

6 教材解釈

i　学習者の視点

【教材 9-1】

とにかく制止するという同様の関わり方のため，患者の行動に変化はなく，むしろ，学生の声かけに対して反発し，なおさら水飲み行動が悪化している．同じような関わりをして変化がないときは関わり方自体を変える必要があるのではないかと，この教材を通して学習者は考えることができる可能性はある．

【教材 9-2】

２つの場面があり，１つは，関係の構築を焦るあまり，質問攻めにしている．それでは，患者に避けられて当然である．しかし，沈黙も含めて待っていると，むしろ患者のほうから話しかけてきた．患者のペースに合わせることの必要性を学習者は理解できるのではないか．

もう１つは，患者のしんどい場面での学生の声かけに効果がないばかりか，患者を怒らせている．この場面の関わりが，なぜ，うまくいかなかったかについて，学習者がどのように考えるかは，予測が立てられない．

【教材 9-3】

強めの制止が，効果があることが理解できたが，いざ，自分ができるかという点で，おそらくそのような関わりはしないだろうと学習者は考えるのではないか．

次に，お茶を飲んでもらうという関わりについても，発想の転換というか，やはり，自分自身では思いつかないであろうと考えるのではと予測する．

ii　教員の視点

【教材 9-1】

「同じような関わり」ということが，「同じパターン」であると，考えることができるであろうか．そのパターンを繰り返していても，患者とは対立的な平行線をたどるのは当然である．そのパターンを意識的に変化させる必要性があるが，学生はおそらく，ペプロウ看護論におけるパターン相互作用論の事前学習だけでは，思いつかない．ただ，この教材において，同じパターンで関わっていること，また，それが，効果がない関わりであることを客観的に認識することが必要である．

【教材 9-2】

すでに学習しているコミュニケーション技術（プロセスレコードの分析・解釈）の知識を用いて，この場面について学生は一定の理解ができると思える．質問攻めは，決し

てよい関係を生むことはないと知りつつも，学生の焦りは仕方がないようにも思える．そして，その反動で偶然，それは必然かもしれないが，学生の沈黙の態度は，患者を変化させている．質問攻めという同パターンを変化させたとき，効果が生じることを学生に理解してもらいたい．

また，患者の明らかにつらそうな状態を見て，「感情の反映」ではなく，2回の「しんどくないですか？」という質問に終わっている．いくら，患者への心配の気もちがあっても，言葉としては，質問ととらえられる声かけには，効果がないということを認識してほしい．

【教材 9-3】

スタッフの患者への，厳しい制止を真似して，学生もきっぱりと制止すると，患者は，これまでの優しい制止とは違って，飲水制止のパターンが変化し，一定の効果がみられた．それは，勇気ある学生の本当に飲水をやめてほしいという思いを感じとったから飲水をやめることができたのか，それとも，長期入院によるパターナリズムの影響か，判断は難しい．

しかし，その後の，患者の飲水パターンの観察（【教材 9-1】1週目の観察で得られた I さんの飲水行動）を頼りに，今，その時を選び，熱いお茶を勧めるという肯定的なアプローチは，これまで患者が受けてきた制止のパターンを覆す大きな変化である．なぜ，熱いお茶を提供できたのかを学生に問うと，「以前に緊張する場面でお茶を頂いたときに，ホッとしたことを思い出した」ということであった．ずっと飲水制止という否定的なアプローチを続けるより，I さんを尊重するという肯定的なアプローチのほうが大切であると後で気づいたとのことである．フーフーと息を吹きかけながら熱いお茶を飲む光景は，まるで，内にある汚いものを呼気とともに吐き出し，内に熱いお茶が注がれ，ニードが充足されていく状況を物語っているようである．これが，ペプロウ看護論におけるパターン相互作用論の真髄であろう．その後はいつもなら立て続けに飲水するのに，その日の OT 室での半日はコップ 1 杯のお茶で済んだのである．そして，次の日の声かけでは，「半分でいい」と言う患者の反応がニードの充足を量で現しているように思える．

そして，臨地実習開始 1 週目前半のうまくいかなかった患者との関わりも，決して無駄ではなく，密やかに進んでいたのではないかと信じることができた．2週目の終わりには，息をついて「ああ，しんどいわ」と素直に自分を表現する I さんと，それを受け止め，ありのままに関わっている学生という成立しているものが評価できる．

｜ iii   視点を近づける授業展開の検討

ペプロウ看護論におけるパターン相互作用論の理解をいかに促すかが非常に重要である．人間関係におけるパターンの相互作用から，互いのパターンを観察し，その結びつき（パターン統合）が，建設的なものか，繰り返される問題のあるパターンなのか判断し，問題であればパターンを変化させることで，建設的なパターン統合をめざすという，その治療的人間関係技術を精神看護の方法として学んでもらいたい．

今回の事例では，次のとおり．

①繰り返す問題あるパターンは多飲水であることを認識する．

②患者のパターンを建設的なものに変化させる，すなわち，多飲水を制止する．

③そのためには，認識したパターン（飲水に結びつく行動）をより深く観察する．具体的には，飲水を開始する前の行動を細かく把握することである．

④そして，患者と学生のパターン相互作用を認識し，パターン統合を理解する（相互的パターン統合，相補的パターン統合・代償的パターン統合・対立的パターン統合）．

⑤最終的に，患者が建設的なパターン（多飲水制止）をとれるよう，パターン統合を変化させて，患者のニードが充足される相互作用をめざす．

▼▼▼

ワークシートを 124 頁に用意した．

【表の完成】

表 1〜3 を完成することで，思考を可視化する．

学生・患者双方の言動を短文化し書き込む．そして，その言動を命名（パターン名）し，パターン統合を明確にする．

例　表 1

学生の言動	学生のパターン	Iさんの言動	Iさんのパターン	パターン統合
優しく制止	制止のパターン	無反応	飲水続行，学生に反応しない	対立的パターン統合
優しく制止		もう，言わんといて！		
脅しの制止		飲水続行		
脅しの制止		もう！		

例　表 2

学生の言動	学生のパターン	Iさんの言動	Iさんのパターン	パターン統合
〜しませんか？	積極的関心	あっち行っといて	積極的に関わらない，拒否	対立的パターン統合
Iさん……		もうええって！		
いろいろ質問		その場を離れる		
沈黙，待つ	消極的関心	会話が続く		
しんどくないですか？	質問，感情の反映（−）	しんどくない！	消極的関わりはOK	代償的パターン統合，相互的パターン統合
しんどいんですか？		しんどくないって	素直に答えない	対立的パターン統合

例　表 3

学生の言動	学生のパターン	Iさんの言動	Iさんのパターン	パターン統合
きっぱり制止	勇気ある行動	はい	素直に返事する	相補的パターン統合，相互的パターン統合
飲めません！		ああ，あかんの		
熱いお茶	肯定的	ありがとう！	救われた喜び（ニードの充足）	相互的パターン統合
熱いお茶		半分でいい		

【ワークの検討】

　　ワーク1〜4の発問を検討することで，パターン相互作用論を用いた看護について理解を深める．

　　ワーク1「Iさんのパターン統合が変化したところはどこか？」

　　ワーク2「なぜ，Iさんのパターン統合は変化したのか？」

　　ワーク3「Iさんの最も建設的なパターンの変化はどこか？」

　　ワーク4「Iさんの建設的なパターンを生み出したパターン統合は，どのようなニードを充足したのか？」

【まとめ】

　①「この学生が結果的にお茶を提供することができたのはなぜか？」を検討することを通して，価値ある学びができたことを理解する．また，「半分でいいから」というIさんの発言から，ニードを量として，目に見ることができるという貴重な学びが得られた．2週目の最終日では，患者と学生の関係において，2週間の関わりの「成立しているもののすばらしさ」に感動できる追体験が得られる．

　②ワークシートの**図1**に戻り，吹き出しAには「ニードが不明確なため，不安となり，飲水行動で，むやみに軽減を図っていたが，学生とのパターン統合で，ニードが少し明確となり，Iさん自身が本来の充足行動がとれるようになった」，吹き出しBには「ニードを障害している状況が，パターン統合によって変化した」という内容が記述できるとよい．

文献

　1）ヒルデガードEペプロウ（著），稲田八重子，他（訳）：人間関係の看護論. 医学書院，1973.
　2）アニタWオトゥール，他（編），池田明子，他（訳）：ペプロウ看護論 看護実践における対人関係理論. 医学書院，1996.

10 看護の統合と実践
LTD話し合い学習法によるチーム活動論

① 素材の収集

　多職種連携・協働能力を育成する目的で設定された「チーム活動論」（旧カリキュラムでは「チーム医療論」）で，多学科の学生同士が学び合う専門職連携教育（IPE）を体験したあとの看護学生のレポートを素材とする．

　チーム活動論の授業で，理学療法学科，作業療法学科，言語聴覚療法学科と看護学科のそれぞれの学科の最終学年の学生が集い，1つの事例を通して，多職種協働について，協同学習で学び合う場が設定された．以下がそのレポート（一部改変）である．

▼▼▼

　Jさん（60歳代女性）は，脳梗塞で右片麻痺，運動性失語症，嚥下困難がみられる．その在宅療養への移行について検討した．Jさんからは「1か月後に娘の結婚式を控えており，結婚式・披露宴に出席できるようにがんばりたい」という意思を伝えられている．

　まずJさんにどうなってほしいかを皆で話し合い，「1か月後の結婚式・披露宴に母親として恥ずかしくない姿で参列できるようになってほしい」という目標を共有した．その後，目標達成に向けて，それぞれの職種で何ができるかを考え，提案することにした．

　他学科の人が先に発表したが，自分の専門性に基づき自信をもって，具体的な提案をしていた．それぞれの職種の計画は専門性が明確で，私にはわからない言葉も多く，圧倒されてしまった．私の番が回ってきて，私はあと1か月で，といわれると何ができるようになればよいかよくわからず，具体的な計画が立たず，恥ずかしい思いをした．そのなかで，結婚式に出るには体調管理が大切なので，感染症予防，服薬指導，血圧のコントロールなどをして，体調を整えて結婚式に出られるように，というのがやっとだった．その後，私が「退院後は介護保険が使えると思うがどんなサービスを受けられるか考えたい」と発言したときには，他学科の学生は「そんなことまで考えているの」と驚いていた．

　チーム活動論を終えて今，看護の専門性を考えてみると，これまでの授業で習った「看護師は人々の暮らしと健康（生命）の両方を守る」ということなのだと改めて確認できた．リハビリテーションについては，それぞれの専門職と協働し，看護師はリハビリテーションの成果を生活のなかで活かし，必要な社会資源を活用し，「暮らしを広く支援」すること．同時に，脳梗塞の再発作を予防する「健康管理活動」を行なうことの2つに専門性を見いだした．看護師は広く，人々の暮らしと健康を守る職種であるということに責任の大きさを再確認した．

❷ 素材を取り上げた理由

　筆者の所属校では，看護学科のみならず，理学療法学科，作業療法学科，言語聴覚療法学科，診療放射線技術学科，介護福祉学科を併設している．その強みを活かして，専門職連携教育を取り入れたチーム活動論（旧カリキュラムでは「チーム医療論」）を 6 年前から科目を設定し，卒業後に，多職種連携・協働（IPW）ができる専門職を育成することをめざしている．

　そのなかの 2 回（4 時間＝ 180 分）を使って，専門職連携教育で，学生同士が学び合う場を設定している．その終了後の学生アンケートでは「他職種の理解が深まったか」という項目はほぼすべての学生が「とてもそう思う」「そう思う」と答えているが，「看護師の専門性を他者に伝えられたか」という項目には「そう思わない」という学生の回答が一定数ある．学生の事後の反応やレポートを読んでも，他職種の専門性に感動しながら，自らの専門性（看護）については，明確に他者に伝えられてないと自覚するものが結構な数いる状況である．多職種と協働するためには，それぞれが明確な専門性をもち，そのうえで，それを活かして対象の目標達成に向けて協働することが肝要であるが，専門職連携教育を終えて，学習成果を振り返ると，自分の専門性に戸惑う看護学生の姿がみえた．

　そこで，事後のレポートのなかで，他職種の専門性を認めながらも，看護（自分）の専門性が明確にできているものを，専門職連携教育の前に提示して，自らの言葉で自信をもって他職種に看護の専門性を伝えられるようにしたいと考え，これを「教材」にすることにした．

❸ 学習目標（主題）の確認

科目名　　：**チーム活動論**
配当年次：最終学年後期
科目目標：保健・医療・福祉チームを構成する各職種の理解を深め，役割を共有し，多職種連携・協働の基礎的能力を育成する

科目の概要

回	学習内容と成果	方法
1	多職種協働の意義と学習目的	講義
	看護職の専門性・役割	
2	保健・医療・福祉チームの各職種の理解	グループワーク
3	保健・医療・福祉チームの各職種の理解	発表
4	管理栄養士の役割と連携・協働の実際	講義
5	薬剤師の役割と連携・協働の実際	講義
6	介護福祉士の役割と連携・協働の実際	講義
7	診療放射線技師の役割と連携・協働の実際	講義

8	臨床検査技師の役割と連携・協働	講義
9	専門職連携学習の事例教材の学習	グループワーク
10	専門職連携学習の事例教材の学習	グループワーク
11	専門職連携学習の準備（ガイダンス）	講義・準備
12	専門職連携教育の実際	協同学習
13	（理学療法学科・作業療法学科・言語聴覚療法学科・看護学科の学生）	
14	多職種連携・協働の意義と方法	グループワーク
15	多職種連携・協働の意義と方法	発表

　本単元は科目の後半部分，専門職連携教育を含む7回（14時間）で，専門職連携教育の2回（4時間）を中心に，その前後で取り組む準備とまとめの時間を合わせた単元である．他科はリハビリテーション系の学科として，理学療法学科学生，作業療法学科学生，言語聴覚療法学科学生である．

> ◉本単元の学習目標
> 1. 各専門職をめざす学生間でのコミュニケーションを図り，それぞれの役割を共有することができる
> 2. 専門職間で対象者の目標を共有するとともに，対象者志向の倫理観をもつことができる
> 3. 対象者の目標達成，ケアの質向上に向けてともに深く考えることができる．
> 4. 看護師の専門性を明確にして，他職種に語ることができる
> 5. 多職種連携・協働について，卒後の展望を語ることができる

　本時は第11回目である．専門職連携教育の前に，専門職連携教育のイメージ化を図るとともに，看護の専門性について考える機会としたい．

> ◉本時の学習目標
> 1. 専門職連携教育のイメージができ，専門職連携教育に積極的に取り組める
> 2. 専門職連携教育に臨むにあたり，看護の専門性について考える機会とする

④ 素材の吟味・精選

　本科目を学ぶ学習者は，最終学年の後期であり，学習進度は「看護の統合と実践」の科目を複数残すのみで，臨地実習はすべて既修である．これまで，専門基礎分野の地域包括ケアシステム論や関係法規，基礎看護学の看護学概論などで他職種の役割についてはおおむね理解している．さらに成人看護学・老年看護学では，リハビリテーションの各職種について，授業中に学習する機会は比較的多い．また臨地実習では多くの職種についてその活動ぶりを見学させてもらう機会だけでなく，その場で説明をしてもらうこともあり，どのような仕事かについては，おおむね理解できている．

　しかし，多職種連携・協働ということでは，実際の場を見聞きする機会は少なく，退院カンファレンスに参加できた学生もいるが，できなかった学生も多い．したがって，それぞれの職種とどう連携・協働すればよいか，についてはよく理解できていない．しかし，卒業後はさまざまな職種と連携・協働ができなければ，対象者にとって効果的なケアにはつながらないことも多い．したがって，多学科の学生どうしが集い，模擬的に協働について考える機会をもつことの意味は大きいと考える．

　しかし，学生どうしで学び合う専門職連携教育についてのイメージがつかない学生もおり，同時にそこで改めて確認することになる看護の専門性について，専門職連携教育を終えたあとに戸惑いを覚える学生もいる．そのために，過年度の学生のレポートを教材（課題文）にして，専門職連携教育の実際の前の回の授業で，専門職連携教育のイメージ化を図り，看護の専門性について考える機会をつくることで，専門職連携教育に積極的に参加できることを期待する．

　この学習方法はLTD話し合い学習法[1]とする．これは，課題文を事前に個人で読み，読解して，ワークシートにその結果を記入して，授業に参加するものである．さらに授業では，対面で小集団学習（ミーティング）を行ない，それぞれが事前にまとめてきたことを発表し，対話のなか相互に学び合う学習方法である．長文の読解が苦手な学生が多く，本学習方法は読解力をつけるのには効果的である．同時に協同学習の1つの方法であり，協同の精神にもとづき，「仲間が心と力を合わせて学び合う」[2]ことを期待するものである．学生は1年次からLTD話し合い学習法には取り組んでおり，その説明は不要な段階である．課題文が教材である．

　この課題文は過年度の学生のレポートをもとに，次の事項を守って教材にすることにした．

●**教材にするうえでの留意事項**
1. 専門職連携教育がイメージしやすいように他職種の考え方など，簡単に説明を加える
2. 量が多くなりすぎないようにA4用紙で1枚に収める
3. 看護の専門性についてはできるだけ学生のレポート記述内容をそのまま活用する

---

❺　素材を教材にする

　LTD話し合い学習法の教材（課題文）を示す（**教材10-1**）．

教材 10-1　授業「チーム活動論」課題文

　理学療法学科，作業療法学科，言語聴覚療法学科と看護学科のそれぞれの学科の最終学年の学生が集い，1つの事例を通して，多職種の協働について協同学習で学び合う場が設定された．ここでは脳梗塞で右片麻痺，運動性失語症，嚥下困難がみられるJさん（66歳女性）の在宅療養への移行について検討した．Jさんは「1か月後に娘の結婚式や披露宴を控えており，結婚式や披露宴に出られるようにがんばりたい」という意思を示している．

　協同学習に取り組んだ．まず，簡単な自己紹介のあと，Jさんにどうなってほしいかをグループで話し合い，「1か月後の結婚式や披露宴に母親として恥ずかしくない姿で出席できるようになってほしい」という目標を共有した．その後，目標達成にむけて，それぞれの職種として，何ができるかを提案することになった．他学科の人が先に発表したが，自分の専門性を明確にして，自信をもって具体的な提案をしていた．理学療法学科の人は，バランス検査，ROM・姿勢・歩行の評価，自宅の見取り図などの情報やリハビリテーションの評価についての情報がほしいと言い，その情報をふまえ，結婚式当日はつかまるところがあれば，少しの間立っていられることを目標に計画を立てて，立派に発表していた．作業療法学科の人は理学療法学科の情報に加えてJさんの家庭での役割や趣味に関することなどの情報を得て，披露宴に向けては「箸で食事を食べられる」ことをめざして，計画を立案し発表した．言語聴覚療法学科の人は結婚式に向けて「おめでとう」「ありがとう」がわかりやすく言えるようになることと，食べやすい料理を選んで，誤嚥なく食べられることを目標に計画を立てて，それぞれ立派に報告した．それぞれの計画は専門性があって，私にはわからない言葉も多く，圧倒された．

　看護学科の私の番が回ってきて，私はあと1か月で，といわれると何ができるようになればよいかがよくわからず，具体的な計画が立たず，少し恥ずかしい思いをした．そのなかで，結婚式に参加するには体調管理が大切なので，感染症予防，服薬指導，血圧のコントロールなどをして，体調を整えて結婚式に出られるように，というのがやっとだった．その後，私が「退院後は介護保険が使えると思うがどんなサービスを受けられるか考えたい」と発言したときには，他学科の学生は「そんなことまで考えているの」と驚いていた．

　チーム活動論を終えて，看護の専門性を考えてみると，これまでの授業で習った「看護師は人々の暮らしと健康（生命）の両方を守る」ということなのだと改めて確認できた．リハビリテーションについては，それぞれの専門職と協働し，看護師はリハビリテーションの成果を生活のなかに取り入れ，必要な社会資源を活用し，「暮らしを広く支援」すること．同時に，脳梗塞の再発作を予防する「健康管理活動」を行なうことに専門性を見いだした．看護師は広く，人々の暮らしと健康を守る職種であるということに責任の大きさを再確認した．

6　教材解釈

i　学習者の視点

　教材の読解（個人ワーク）への取り組み方として，LTD 話し合い学習法のステップに沿ったワークシートに向き合い，読解した内容を記述する．

【ステップ 1　全体像の把握】

　課題文を読んで理解しよう．指定した色で，①著者の主張（赤色），②著者の主張の一部（話題）（青色），③著者の主張ではないかもしれないが自分が面白いと思った箇所（緑色）に線を引く．全員，どこかに線は引いてきているものの，赤色（主張）と青色の区別がつけにくい学生は多い．

【ステップ 2　言葉の理解】

　単語の意味，定義などを調べてくる．多くの学生はテキストあるいはネット検索で，それぞれの職種の役割などを調べている．

【ステップ 3　主張の理解】

　あくまでも著者の主張を自分の言葉で表現する．文章そのままの記述，あるいは勝手な解釈で記述する学生が多い．①他職種の活動部分を取り上げている学生，②専門職連携教育の進め方（自己紹介⇒目標共有⇒それぞれの計画）の部分を取り上げる学生，③看護の専門性についての記述部分を取り上げる学生がいる．

【ステップ 4　話題の理解】

　ステップ 3 で何を取り上げるかによって，ここでの内容は変わる．上記の 3 つの内容のうちステップ 3 で取り上げなかったものを取り上げる学生が多い．ここでも課題文そのままを記述する学生は多い．あるいは勝手な解釈を記述する学生もいる．

【ステップ 5　知識との関連づけ】

　事前課題で学んだことと結びつけて記述する学生，他職種の役割と協同学習のなかでのそれぞれ職種の学生の発言を結びつけて記述する学生が多い．

【ステップ 6　自己との関連づけ】

　ここは臨地実習でのそれぞれの職種について，協同学習のなかでの学びとつなげて記述する学生が多い．

【ステップ 7　課題文の評価】

　建設的に評価する．ここは自分の意見でよい．自分ならどう追加修正するか考える．看護の専門性については，共感の意見が多い．他職種の専門性については自分の経験から追加記述が提案されることがある．

【ステップ 8　リハーサル】

　次の対面で行なうミーティングでどう話すか，簡単なメモをしておく．

ii　教員の視点

　ステップ 1~7 について学習者との大きなズレはないと思われるが，大切なところとして，ステップ 3・4 において著者の言葉を自分の言葉で表現してみる，という点がう

まくできない学生がいると思う．ここが文章の読解で大切なところである．

　ステップ5が難しく感じて，うまく記述できない学生がいる．ステップ7も記述できない学生もいると思う．学習としてはここが大切なところである．

　いずれにしても，それぞれの意図に沿ったかたちで読解できているかの確認は必要であろう．このような学習形態については，学生も承知しており，まったく事前課題（個人ワークシート）をしてこない学生はいないが，とても浅く，1～2行，メモ的に記述しているに過ぎない学生はいると思う．そのため，事前課題の個人ワークシートは本時終了後，提出し，その点検とともに，それを評価（5点の配点）することにする．

iii　視点を近づける授業展開の検討

　本時は個人で読解したことを，小集団で話し合うなかで，他者の意見から学び，自らの考えを広げたり，深めたりすることを期待する学習法である．答えが1つ，というものではなくさまざまな考えがあってよい．したがって，教員が意図的にしかける必要はない．学生間の意見交換で学び合う機会になればよい．そのために，事前課題，ミーティングという展開が設定されている．課題文のなかに，本時の学習課題を盛り込んでいるので，LTD話し合い学習法の展開に沿って進めることで目標達成は可能と考える．

▼▼▼

　事前課題の個人のワークシートは，様式1を126頁に示す．対面での小集団学習（ミーティング）で活用するワークシートは，様式2を128頁に示す．この2つのワークシートで授業を進めることにする．

文献

1）安永悟：授業を活性化するLTD　協同を理解し実践する紙上研修会．医学書院．2019.
2）安永悟：活動性を高める授業づくり　協同学習のすすめ．医学書院，pp69-74, 2012.

第 **3** 部

座談会
学習者を動かす看護実践の素材集め

池西　第3部では，本書に寄稿いただいたそれぞれの現場ではたらく教員が集まった座談会を企画しました．私は，司会を務めさせていただきます Office Kyo-Shien の池西と申します．50年近く看護教員をしてきました．

　この長さ自体が，必ずしも経験知の蓄積とは言えないと思うのですが，折々出会ったことどもを振り返りますと，この年月が自分自身の力量形成に結びついた，必要な過程であったことは実感できています．現在は，この経験知をできるだけ若い世代，これからの看護基礎教育の現場を担う皆さまに伝えていきたい——そんな思いで日々，教育のお仕事をさせていただいています．

看護を教える人に何が大事か，「教材づくり」とは何か

池西　まず私から，本書を企画した理由を改めてお話しして，それから座談会の趣旨説明に入りましょう．

　私たちは看護教員ですので，まず何が大事かといえば**授業**だと思うのです．だから，そのための**授業力**を伸ばすことが，教員にはいちばん大事だと思っています．そして，その授業力の核となる部分が，**教材**ではないでしょうか．

　そのつくり方を伝授する手引きとして，本書を「教材づくり」のガイダンスと名づけています．意味合いとしては，「**教材研究**」と近いのですが，いわゆる"研究"という概念には含みきれない，現場知を伝承するための実地の工夫が主内容になるものです．最初に，看護師が看護場面を教材にするためには実践の段階が不可欠ですし，研究のために教材があるということはありえません．現場の看護師にとって，いちばん大事な**看護実践**そのものを教材に開発していくという過程を本書で解説しています．

　また，看護実践が必ずしも教材になるかどうかいえば，そのままイコールではありませんので，どう取捨選択するかという解説や前提となる知識も含めて本書の第1部，第2部を構成しています．

　さて，看護の現場から生まれた教材を，まだ臨地実習を経ていない段階の学生たちに伝えるために，さらに，学生にどのように理解してもらうか，どう考えを深めていってもらうかという段階では，発問などの指導技術を含めて，**教材づくり**というとらえ方をしたほうがよいと思っています．別の説明をしますと，本書では，どう教材をつくるかという**教材開発**の部分と，教材を解釈して授業展開に役立てるという**教材解釈**の部分をともに含んだ概念として「教材づくり」という表現を使っていることを，この座談会でも皆さんの共通認識としていただけたらと思います．

　本日，参加いただいた先生がたに共通して言えることは，特に実習場面でのことが多いのですが，「授業でこんなことがありました」とか，「学生がこんなことを学んでくれたんですよ」など，多くのこぼれ話をお互いに共有することができる仲間だということです．

　本座談会でテーマとする，看護場面を教材にするための取り組みについて，実体験から語っていただける方々だということで，分担執筆をお願いし，一緒に本づくりのチームを組ませていただきました．

　それでは，その4人の先生に，自己紹介からしていただきましょう．まずは，教員としての経験年数順でゆきましょうか．

それぞれの領域ではたらく参加者の自己紹介と思い

石束　（専）京都中央看護保健大学校で，現在は顧問をしております石束佳子と申します．池西先生よりは短いのですが，教員歴が

43年目になります．専門領域は精神看護学と基礎看護学です．精神看護学実習の臨地には，この6年ほど同行していないのですけれども，その前の17年間は続けて関わっておりました．

目標として，行き当たりばったりではなく，**根拠をもった精神看護の実践**を学生に伝えることをめざしています．また，現代の学生観に応じた教育方法の開発ということに関心があり，池西先生からも多くのことを学ばせていただいています．

上敷領　私は鹿児島医療技術専門学校で教員をしております，上敷領と申します．実習調整を担当させていただきながら，母性看護学の実習に同行させていただいております．専門領域は母性看護学です．

本校では，2人体制で母性看護学を担当しておりますので，年間を通じて多くの学生と臨地に一緒に行かせていただく機会があります．そのなかで，学生がさまざまな症例に出合って考えたり悩んだりしていること，またそういった学びについて，実習のなかだけで終わらせるのではなく，実際にどうやって授業のなかで取り組む教材として活用すればいいのかということを，教員として考えなければいけないと思っているところに，このような機会をいただきました．

実習中でもそうなのですが，**母性看護学は学生が苦手とする領域**です．お母さんと子どもと2人の対象者のことをそれぞれ考えなければいけないというところで，多重課題で大変だからとアレルギー反応を示すかのように苦手だという学生に対し，先ほど石束先生がおっしゃった，看護の根拠についても大事ですし，私は加えて，生命の誕生という感動とともに実習を終えてほしいという願いをもちながら実習指導しております．今日はそうした背景も少しお話をさせていただきながら，

教材づくりというものを皆さんと考えていければと思っております．

池西　母性看護学でさまざまな経験をおもちの上敷領先生ですので，今日は特に生命の誕生，分娩のときの学生の様子も含めて教材化した事例をお話しいただけるかと思います．

鹿児島という地域が学びの環境として恵まれている点として，在学中にほとんどの学生が実際の分娩を見学できるともうかがっています．少子化が進む時代ですけれども，鹿児島や沖縄といった分娩件数が多い地域の強みとして，そうした臨地での貴重な機会を与えられている状況を，お話をお聞きするたびに嬉しく思っていました．

2人の大ベテランの次は，中堅世代から辻野先生です．

辻野　現在は，大阪成蹊大学の看護学部で小児看護学の講師をしております，辻野睦子と申します．本日はこのような機会をいただきまして，身に余る光栄です．私は，卒後に小児病棟で10年ほど勤務をしまして，その後に教育機関で10数年間，小児看護学担当の教員をしてまいりました．池西先生と石束先生には，看護教育に携わる最初のご縁を頂戴しまして，そのときに教育の手法や面白さを教わって以来，お付き合いをさせていただいています．

看護教員の魅力としては，この仕事をできるだけ楽しんではいるのですけど，日々苦労も多いですね．ですが，**学生の成長を目の当たりにしたときにやりがいを感じる**ので，ぜひ今日も皆さまとそうした思いを共有できたらいいなと思っております．

池西　本書の構想段階から，「小児看護学といえば辻野先生にお願いしたいな」と閃いた，そんな素敵な先生です．京都での在任中に受け持っていただいた研究授業などの機会でも，完璧な授業づくりに感銘を受けておりま

した．今日も楽しみにしております．

　締めには若手代表ということで，今村先生，よろしくお願いします．

今村　私は鹿児島医療技術専門学校の看護学科の今村恵と申します．専任教員になって7年目なのですけれども，授業させてもらいながら，日々，悩み苦しむことも多いと思っています．まだ臨床ではたらいていた期間のほうが，看護教員を務めている期間よりも長いです．臨床ではたらいていたときに，看護学生たちが実習に来られて，一緒に患者さんのもとに同行するような機会から，学生との関わり合いに興味が生まれました．若い人たちがさまざまなケアができるようになっていくことも嬉しくて．そんな学生指導のやりがいのようなことを感じていたときに，現任校から教員のお誘いをいただいて，自身の母校でもあるこの学校に帰ってきたというようなかたちです．

　ただ，最初，専任教員になったときは，実習指導に同行すると，自分自身で看護をしたくてたまらなくって，今は学生を教え育てることが仕事の本分であることにジレンマを感じていたのですが，いつのころからかその気持ちが変わって，学生がする看護で患者さんが元気になっていったりとか，双方の笑顔がみられたりですとか，**患者さんと学生の姿を見守ることで，私はやりがいや充実感を感じられている**と，最近になって気づきました．実習指導，学生指導っていいなと思っているところです．

　授業に関しては，私が新任で初めて実際に行った授業も，池西先生と石束先生にご覧いただいていたのですが，もう笑われるぐらいに稚拙な授業をしていたものです．今でも悩み苦しんでいる最中なのですが，今回の機会をいただいたことをきっかけに，同じような授業に関しての苦しみを抱いている先生がた

に，少しでも改善のヒントをお届けできればいいなと思って，参加させてもらっています．

池西　今村先生は，実習指導がいつも楽しそうで，臨地でのエピソードを聞いていても，とても楽しいです．素敵な看護実践を学生さんたちとされているので，読者の皆さんによく参考になる話題を提供されるかと思います．

教材づくりにつながった各領域の現場を振り返る

池西　では，私を含めた5人で話題を提供しながら進めていきます．皆さんそれぞれのよい教育実践，さらに範囲を絞っていいますと，実習指導の場面でのことから語っていただきましょう．そうした本物の体験があるから，よい教材ができるのだろうと思います．

　実習指導の場面で，特に**本書で紹介する教材にしてみようと思われた実習指導**を思い出していただきながら，こんなことを心がけながら，こういう指導をしていましたという実践について具体的にお話しいただきたいです．

　このテーマは，いつも熱く臨地実習でのことを語ってくださる上敷領先生から，最初に発言いただきましょうか．

上敷領　ありがとうございます．先ほどご紹介いただいたように，本校の母性看護学実習に行かせていただくなかで，他地域だとあまり受け入れられず，学生が経験をしづらいといわれる分娩でも，地域の皆様のご厚意のおかげさまで多く臨地実習に入らせていただいています．

　とはいえ，産婦人科という環境で学生が実習をするには，やはり難しい面もあります．特に男子学生にとっては，不安を通り越して恐怖でさえあるという場合だってあるものです．

また今回，取り上げさせていただいた教材の場面というのが，たまたまコロナ禍の時期でした（**61頁**）．最初に予定していた実習日程が延期になり，その後で許可が出たのですが，それでも，日数が以前なら8日間許されていたのに，今年は5日間しか来られませんよというように，種々の条件が変更されたイレギュラーな環境でスタートを切るという，難しい引率になりました．

そんななかで，**分娩期の援助**という場面を取り上げたのですが，まだ若い学生にとっては分娩の実際のイメージがなかなかつきにくいという前提があります．特に，助産学生とはまた違う看護学生が，分娩期の看護に関わる際，「私たちに何ができるのだろう……，助産師ではないし，助産学生でもないから，現場で何もできない……」のように先入観を抱いていて，そもそもケアに入ることをあきらめてしまうところがあります．そこに，「いやいや，何もできないなんてことはないよ」と励まして，看護師としてどんなことを学んでいって，どんなふうにお母さんたちと関われ ばよいのかという実際を，この場面のなかで学ぶことができましたので，そこから抜き出して教材の1つとして取り上げさせていただきました．

事例としては，分娩期での看護が該当します．このときは発育不全の胎児の健康管理目的で入院してこられたお母さん，その分娩誘導を行うというような難しい課題を受け持たせていただきました．正常の分娩だけであったとしても，学生にとっては緊張せざるをえないうえに，医療的な処置が加わり，なおかつ，胎児の健康状態も予測していかなければいけないということで，学生にとってかなりハードルが高い実習であったろうと思っていました．しかし，最後の結果としては，学生は学びが深まってとても満足であったし，引率教員の私にも達成感があるという，本当に嬉しい経緯で進んだ看護場面でもありましたので，この事例について，さらに皆さんと共有させていただければと思います．ワークシート7（**120頁**）のものです．

こちらの学生は，実習初日にその受け持ちが決まったときに，「私にはできません」「無理です」「何もわからない」などと口にし，頭が真っ白な状態になっていました．そんな初学者の混乱に寄り添って，1つひとつ患者情報をとり，また一般的な分娩の経過を押さえながら，「今，なぜ入院してこられているのだろうね？」「どんなことが予測されるだろう？」と問いかけを続け，学びを進めていきました．その学生の授業も私が担当しておりましたので，学生のレディネス把握ができていましたね．そうした状況をふまえて，学生に発問しながら，今の状況から，これからどんな看護をしていけばいいのかっていうところを，一緒に考えていきました．

学び方としては，難しい部分に踏み込む事柄をこの段階で追究することはしていません．発問も，これはまだ無理だなと思うような内容については，学生から引き出すのではなく私から解説をして，伴走しながら臨地実習を進めていくという形式です．

当事者である学生が安心感をもって実習に臨めるということも大事だと思っておりますので，折々，学生の表情を見て，その心情を慮りながら，負荷が高くて無理そうだという場合には，臨床のスタッフにもサポートをお願いしていました．学生が今どこまでわかっているか，どこで苦しんでいるか，どんなふうに実習に参加すればいいと考えているかについて向き合って，学生が想定している看護場面について共有しながら実習をさせていただきました．

そうした実習のなかで，学生1人を対象と

して何かを尋ねてしまうと，その1人だけで抱え込んで行き詰って困ってしまったり，教員の問いに対する答えがわかっていても，すぐにはうまくその答えをまとめて言葉にできなかったりするといった傾向もあります．本校は学生5人で実習に行っておりますので，2，3人が集まるタイミングをつくってはミニカンファレンスという場を設定して，複数でのグループワークの機会を設けるようにしました．「今，こんな状態だけど，それを説明してみて」というように，ある学生に自分自身の言葉で説明をさせてみて，そして皆で，「どうしたらいいと思う？」「どんな看護をしたらいい？」とお互いに考え，そしてそれを実践に活かしていくということを繰り返しながら，1日1日を大切にしていくというような実習をさせていただきました．

また，このとき受け持たせていただいたお母さんは，担当した学生と同い年だったのです．マザークラス（母親学級）もコロナ禍で開催されておらず，家族との関係もシビアかなという状況でもあり，実際のお産について病院のスタッフがあれこれ話そうとしても，「はい」というような短い返事しか戻ってこないようなコミュニケーション不全の状況でした．けれども，その学生がゆっくりと関わるなかで，1つひとつお母さんの気持ちをほぐしながら分娩の話をしていくことができて，段々と「こんなことが不安です」「こんなふうな出産がしたいです」というような踏み込んだ会話ができるようになっていきました．

分娩陣痛の痛みが本格的になってきた段階では，学生は多くを語らず，ずっとお母さんのそばに寄り添って産痛緩和をしていきながら，同時に，助産師さんには「今，こういうような状況で，私としては，こういうふうなことを考えています」と，実習現場でまさに学びを得ていることを，つたない表現ながら

もしっかり伝えることができていて，それをお忙しいスタッフも受けとめてくださって．大事な場面場面で学生に対し，「一緒に行くよ」「これ，やってみようか」と声かけや誘導も入れていただいて，そうした支援のおかげで，学生が体験を通じながら，事前学習の知識と実際の看護場面とをすり合わせながら学びを深めるということができました．

この事例では，実習期間中ずっと付き添わせていただいて，分娩後の母子対面の現場まで一緒に見させていただいて，「あなたがいてくれてよかった」と学生に声かけまでいただいた幸運な事例になりました．そうした望外の言葉までもらいながら実習を終えることができたので，本当によい学びにつながったと振り返っています．もちろん実習指導の私の力だけではなく，現場のスタッフの皆さまや，ほかの学生たちとの相乗効果の力があってのことで，さまざま要因がプラスにはたらいていました．

昨今の看護教育で，発問力が求められていると思いますが，そうした部分も使うことで学生がうまく実習できたかなと思えた場面でもありましたので，今回，教材にさせていただきました．

池西　ありがとうございます．鹿児島での恵まれた環境ということは間違いなく大きなプラス材料なのですが，それだけが事例の成功の理由ではなくて，学生のレディネスを教員がきちんと把握できているからこそ，それに応じた個別的な指導ができていたということですね．

それから上敷領先生を常日頃から見ていて，**教員に限らず現場のスタッフや指導者さんを巻き込みながら学生指導にあたられている強み**について，とても感じ入っています．この事例では，分娩の最後まで学生が立ち会うことができたんですね．よかったですね．

教員が学生と一緒に 学ぶという経験

池西　続けて辻野先生，小児看護学ではどうでしょうか．

辻野　私が実習の引率で出会った患者さんは，3歳のFちゃんでした（53頁）．ネフローゼ症候群のため何度も入退院を繰り返しているお子さんで．病棟のスタッフさんからも「以前にもFちゃんは，学生さんを受け持たせてくれているから大丈夫だと思いますよ」と説明いただいたように，病院という特殊な環境に順応はされていました．ご挨拶に行きますと，幼い本人が実際に病院慣れされていて……．また，物が散乱して整理が追いつかない様子の病室は，通常の小児看護の現場からしてレアなケースでした．

また，この事例で私が思い悩んだことが2点あります．1つは，幼児が暮らす環境としてはどうしても乱雑になってしまっている病室の環境を見ることが，まだまだ初学者である学生に対してどういった経験をもたらすかという実習課題の設定について．もう1つは，病棟の看護師さんたちも，この患者さんの療養環境には非常に悩まれていることが伝わってきていたものですから，学生が受け持たせていただくにはレベル設定が難しいというためらいでした．

ただ，多くの問題が解決してゆけたら学生に大きな学びの成果になりますし，患者さんにとっても病棟現場にとってもプラスになります．だから，まずは学生の目にもすぐ見えている問題から取り組んでゆけたらいいなということで，実習に入っていくようにしました．

では，どうしたらいいのかというところでは，学生に「ああしなさい，こうしなさい」と具体的なケアについて指示や命令をするのではなくて，**解剖生理学の基礎のところに立ち返って理解していくというチャレンジを**しました．ネフローゼ症候群の病態が非常に難しいという背景もありましたし，「**なぜ患者は安静にしないといけないか**」「**なぜその療養環境を整えるのか**」といった根本の命題に立ち返らないとケアの糸口がつかめないかなという思いもありまして．

それは学生にとっては苦しい場面だったとは思います．でも，地道にコツコツと学びを進められたこともあって，最終的にはその患者さんに紙芝居のような形式でのプレパレーションを提供でき，お母さんにも病室で安静に過ごすということの意義をわかってもらえるような介入に持ち込むことができました．

こうした教員のしかけがいつもうまくいくわけではないのですけれど，私の思うところとして，しっかり学校で基礎を学んできた解剖生理学などの授業の中身を振り返って復習して，最終的に実習でその成果をつなげることが学生本人にとってとても大事だろうと考えています．

今回，教材化するにあたって，慢性期疾患の小児看護という題材を使うとするとこれしかないと思い出したわけですけれど，ほかにも実習のたびにさまざまな事例があり，またさまざまな場面がありますので，考えはすぐにはまとまりませんでした．繰り返しになりますが，この事例では，**非常に基礎的な学習を学生とともに私自身も復習しながら一緒に進めていった**ことを，振り返って思い出しています．教員が学生と一緒に学ぶという経験も，やはり重要ではないでしょうか．

先ほど上敷領先生がおっしゃったように，臨地実習では体験を通して学ぶことが非常に大事ですから，完璧な形態ではなくても，患者さんのために学生と一緒にプレパレーションに取り組んだり，そのことの良し悪しを振

り返って語ったり，限られた時間のなかで学生とめざすゴールはここだと決めて，それをめざして進むことができたこの引率体験は，教材化するのにまとまったものになっていてよかったです．

池西　そうですよね．やはり病気の方に対する看護ですので，その病態のところからわからないと看護は見えてこないと思います．

　学生によっては，そこでしっかりと実習に備えて取り組まなくてはいけない学習量が結構あって大変だとは思うのですが，それでも，母性も小児でも，その現場で体験できることが大切なので，そのための準備やしかけは教員が取り計らってあげたいですよね．

実習指導に臨む教員の心がまえ

池西　ここで，石束先生に切り口を変えてもらいましょう．実習指導の具体的な紹介について，母性，小児と続けて発言いただきましたので，次は，その心がまえについてです．

　教員側がどういう気もちでいたら，学生がうまく臨地実習を進めてゆけるかというところを話していただけるとありがたいです．

石束　私は，本書で2例の教材を紹介させていただいています（70頁，76頁）．精神看護学では，自分にまったく精神科の臨床経験がないときに初めて実習指導を体験したときのことを教材にさせていただいています．それはなぜかといいますと，学生にとって**精神科の実習というのは，授業でもイメージ化できずに，いざ実習に行っても，やっぱりよくわからないというのが現実**だからです．現場で不安ばかり昂じて，どうすればよいのかということが見通せず，学生ばかりでなく，初めて実習に同行した教員の私自身も右往左往というような状況でした．まさに，心がまえを問われる場面ですね．

そんななかで，学生の現場対応がすばらしかったのです．**私のほうが学生から教えられました**．そうして，**精神看護って何なのだろうかということを学生から学ぶことができた事例**となったので，これはぜひ今の学生にもわかっていただきたいという思いで，教材化につなげています．

　先ほど上敷領先生から，初めて行く母性看護学の実習で，特に男子学生は不安と焦りが昂じて恐怖という段階になることがあるという話題が出されましたが，精神の領域もそれに類する，学生の不安が大きな現場です．

　そこで教員としてできるのは，**できるだけ安心感をもたせて実習に送り出す**ことだし，**学生自身がそこで経験したことを支持して応援し続ける**ということが，実習指導で私はいちばん大事だと思っていました．

　その心がまえだけは，ぜひ続けたいと思ってこれまでやってきたわけですけれども．悩み，苦しみ，そしてどちらかといえば我慢を強いられることの連続である臨地実習の場から，そこで学生が気づきを得られるという貴重さを，私は昔も今も変わらず，ずっと学生たちに学んでもらいたいなと思っています．

　また，安心感を送り続けるだけではなく，臨地での具体的な振る舞いとして，こんなときにはどうしたらいいのか，このような出来事はどう理解したらいいのかというとらえ方などもテーマにして，その後ずっと精神看護学の担当教員を続けるうえでの自身の課題としてきているのが現状です．ずっと私も学んでいます．

　実習に出る前，もしくは実習後に何を習得したらいいのかっていうことを，今回の教材を使ってわかってもらいたいなと思っています．

池西　ありがとうございます．そもそも，学生たちによい看護を実際に臨地でしてきてい

ただかないと，教員はその事例を教材にはなかなかつくりにくいですよね．**どんな学生でも実習では間違いなく緊張していて，普段の様子ではないですし．**その学生が伸び伸びと実習できるような周辺環境を整えていくというのも，看護教員としてとても重要な実習指導のあり方だということを，皆さんのお話を聞きながら思いました．

教材づくりの苦労と臨地での工夫

池西　"よい実習ができました．そこではよい看護ができていました．ですから，その内容を学生に伝えたい"という理想的な流れから教材化されている素材を，皆さんそれぞれがおもちだと思います．ただし，それを具体的に教材にするには工夫があり，苦労もあるだろうとも思います．そこで，次のテーマとしては，そうした伝えたい教材となるべき材料をどうやって教材化していくのか，そのときの苦労話と，その困難を克服されて教壇に立たれてきた皆さんからのヒントをいただければと思います．

　これについては，教育経験の長い石束先生からお話しいただけますか．

石束　本書で挙げた2つの事例のうち，1つは患者さんの拒否にあって，学生は関係性がなかなかもてないまま，2週間の精神看護学実習の期間の最初まるまる1週間は，患者さんとほとんど話もできなかった事例でした（**67頁**）．

　もう1つの事例は，病的多飲水といいまして水中毒の患者さんで，学生はその方に対しコミュニケーションこそとれていたものの，2週間の実習期間で，やはり最初の1週間は，ずっと「水を飲んではいけない」という決まりきった指導パターンを繰り返しているだけだったのです．

ですので，2例に共通しているのは，看護がうまくいかない前半の1週間があったうえで，その後の1週間でどれほど変化を生んだのかということを示した事例になっている点です．そして2例にはともに，教員としての願いや伝えたいことがまずありました．

　私は，**事例を通して，授業のなかでいかにイメージ化を促し，そのイメージを通して学生自身から答えを引き出す，導き出すというプロセスが教材化として大事**なことじゃないかと思っています．そのためにどれだけ，また，どの場面を切り取るのかなど，どのように・どの場面で・どう発問するのかというような授業の流れをふくらませながら，**展開を可視化**していくということが大事だと思っています．最初の1週間のなかでも，学生は何もしていないわけではありません．試行錯誤をし，つたないなりに観察を繰り返しています．そして，うまくいかないなという不安を学生は感じているなかで，私たち教員側が「それでも大丈夫だよ」という安心感を与えつつ支援する．そこには日々の看護目標や計画に縛られずに，長い目でケアを考えてほしいという，後方からの支えになるわけですけれども．

　そうした1週間の苦しみのなかでの試行錯誤の結果，とあることで看護につながるきっかけが生まれたのは奇跡なのかもしれないですし，学生にとっては思いがけなかったことかもわからないのですけれども，患者さんの変化を生むような出会いが，次の2週目にはありうるのだということを知ってほしいと思います．

　だから，最初に患者さんにどんなに拒否されても，耐えて，そしてずっと観察をして，試行錯誤をしているなかから，次の展開は開けるのですよということを私はあきらめずに伝えたいと思います．

また，その過程がどんな順序で可視化されるのかということを，**ワークシート**を通して学生にまず一覧してもらって，考えてもらう授業にしています．最初にワークシートの設問から取り組み，そしてリフレクションをして振り返るなかで，どんな理論と結びつけていったらいいのか，それをどう言語化していったらいいのかということを，学生の学びのなかから引き出していく．

ただし，**学んだことを一般化，普遍化，客観化することは，なかなかに，私自身でも難しい**です．そこで，ディスカッションや文献検討などを導入して，教員が違うかたちでさまざまな教材や文献を提示しつつ，学生と一緒に学び，わかっていくということも大事なんじゃないかなと思いました．

今回の事例でいえば，ワークシート 8 の「精神看護とは何か」（**122 頁**）というその本質を学ぶところでは，治療的人間関係の技術というような，現場の看護師にとってルーティンである内容をまずわかること．次いで，ワークシート 9 の「統合失調症で多飲水の看護」（**124 頁**）では，水中毒の患者さんへの看護で，ペプロウのパターン相互作用論を用いて，その事例についてより踏みこんで理解する学びを導いています．どうしても難しい言い方になるのですが，教員が思考過程を整理し，順序よく場面を切り取って発問をしながら，学生にわかっていただく．そうして，それがどういうことなのか，なぜ理論づけておいたほうがよいのかという学校で学んできた知識と結びつけていく──．そのような流れをまとめることが今回の教材化にあたって苦労したことですし，私のこの経験が読者に多少なりともヒントとして受け取ってもらえたらありがたいです．

池西　ありがとうございます．精神看護学の実習で，特に患者さんと関係性を結ぶのに時間かかりますよね．その間に学生があきらめないように支え続ける教育っていうのは，とても大事なことだと思います．

学生の試行錯誤の末に，後に臨床に出たときに活かせる観察力のようなものが，すぐには難しくても，花開くことがあることを信じて関わっていくこと．また，事例を教材にするときには，そこから何を学生に伝えたいのかという**学習目標を明確**にして，その目標に近づけていくような指導をしていくとか，そのための授業の形態をつくっていくのがよいということですね．

次は，辻野先生，いかがでしょう．とてもすてきな教材をつくられているので，ぜひ．

辻野　ありがとうございます．私は，石束先生のお話を，自分もまったく一緒だと思いながら聞いておりました．

私のなかにある，あれやこれやの経験から教材にしていくのに，やはりポイントというものを絞っています．**事例を教材にしていくときに，どのあたりの情報を削ぎ落としていくかが大事**になるということでして，本書で紹介している事例から削ぎ落とした内容で，別に教材化することもできるのではないかというくらい，事例からの体験としては多くの学びや経験がありました．

教材を通して学生に伝えたいのはこの目標で，このポイントをというように自身で決めたら，そこだけを，例えば簡略化したり焦点化したりして，きちんとゴールに導けるように教材にするところがいちばん楽しいのですけど，同時に難しくて教員が苦労するところかなと思っています．

先ほど，石束先生が発問の仕方のことをお話しされたように，ワークシートや授業案に設定する最初の発問は，あまりありきたりな内容にならず，学生が現実とのギャップを感じたり，「あれ？　これは何だろう？」と学生

が疑問に思うようなものを入れたりします. それも，あまり目標からかけ離れると，「あの発問って何だったのだろう？」と学生の理解が及ばなくなって効果がないということになってしまいますし，簡略化するなかでも，授業のなかでの主題となる柱（ストーリーライン）を1本通しておいて構成するということが重要で，授業の流れをその柱から外れないようにしないといけないなと思っています.

教材づくりが難しいと 苦慮するときの工夫

上敷領　お2人のお話を聞かせていただきながら，私は**教材をつくるときに泣きたくなるぐらい苦労した**ことを思い出しておりました. 現場では無数の情報が出てくるなかで，先ほど辻野先生も何を削ぎ落として……とお話しされたように，事例のテーマがぼやけないように，**その事例で学生に伝えたい主題**は何だったかっていうポイントが，私の場合，書き出していけばいくほど最初は盛りだくさんになってしまって…….

でもやはり，**まずは書いてみよう，書き出していってみることがよい**と思いました. 紹介させてもらった事例は，時間軸もわかりにくいものではあったのですが，書いてみながら，また書いてから，何を整理していけばいいのか，何が必要で何が不要なのか，ここがなくても学生は理解できるよねというような要素は何だろうか考えたいと思い，あらためて1回，自分で俯瞰してみました.

そのなかで，学生にわかってもらうためには，頭のなかで場面を思い浮かべるだけではなく，その領域の実習に行っていない学生であっても，あたかもその状況に自身がいるような感情になってもらいたいなっていう思いも出てきました. それで，最初は取っつきやすい物語調に構成して，つくった後でこれは

何だろう……，散漫でわかりにくいかもしれない……というような教材ができあがってしまって困ったので，次は情報を精選していく，まさに削ぎ落とすというところを意識しなければいけないと思いました.

私が教材づくりのなかでやっておけばよかったなと振り返って思うのは，やるべき流れを最初から整理しておけばよかったという点です. 主題をきちんと明確にして，そのなかでキーワードを最初から挙げ，そのキーワードに何を付随させていけばいいのか，その教材で何がわかるのか，学生に何が落とし込めるのかというところですね. 自分の段取りが非常に悪かったなと反省しています.

同じように，**教材づくりが難しいなと感じている先生は，最初にそうした工程表づくりや事前設計の作業を仕込んでおく**と，もしかしたらストレスが少しでも減るかもしれません. それで，先ほどの石束先生のお話にあった看護理論など，学生が後々でも活用できるものの紹介に結びつけられるところも見えやすくなると思いました.

この本をお読みの先生がたが教材づくりに取り組まれるとき，最初は産みの苦しみという困難はあると思うのですが，今日お集まりの方々の教材づくりの方式もご覧いただきながら，自分ではどういう流れでつくっていけばいいのかというところが具体的にイメージできるようになって，そのやり方も参照しながら始めていただけるといいかなと思いました.

池西　教材を物語調にまとめるというお話がありました. ただ，看護場面は「本物」の，つまり現実の出来事ですよね. 「本物」のもつ力って強いです. 私はそう思います. ですけれども，授業づくりの際に産み出す教材としては，本物の要素だけでは学生が学ぶうえで難しくなります. だから**虚構化という過程**

が必要なのだと思います．本物の事例にある
大事な要素，つまり，その場の人々の心が動
いたところは残しながらも，その場にはいな
い，伝聞のかたちで接することになる学生た
ちを授業に引き込んでいかないといけないわ
けです．そのときに大事になるのが，授業の
目標や授業のテーマですとか，伝えたいこと
などを明確にして，そしてそれ以外を削ぎ落
とすという流れになりますね．

　先ほどから何人かに続けて語っていただけ
たように，誰かに何かを伝えるためには，要
素が多すぎると伝わらないものです．ここを
外し，ここも外し，ここだけは大事にしよう
という，削ぎ落とし作業というのがとても大
事なのだと，繰り返しですけれども強く思い
ます．

　その後に大事なのは，**学生のレディネスの
理解**ですよね．この内容はこの年次だとまだ
無理だろうとか，この学生たちは十分わかっ
ているだろうというような対象者の理解がな
いと，なかなか削ぎ落しはできないでしょう．
このあたりが事例を教材化していくうえでの
難しさだと，私も思います．

　また，**教材という架空のケース**をつくるわ
けですけれども，**元になった本物，ご本人た
ちの存在について，個人情報保護という視点
でそのプライバシーを護るという配慮**は当然
必要なことです．

　このあたりも最後の詰めとして，必要な過
程だろうと思っています．本書の第1部で触
れていることですので，よかったらまた見返
していただければと思います（**8頁**）．

看護場面の教材化による授業での学生の反応

池西　最後のテーマとしては，看護場面を教
材にして，いざ学生に授業したときの**学生の
反応**についてです．教員にとってそれがわか

るとやる気が出ますし，多忙ななかでもがん
ばることができるという大事なところですの
で，そのあたりを語っていただきたいと思い
ます．

　ここでは，まず今村先生に語ってもらいま
しょう．今村先生が授業されてきた，最近の
反応や手ごたえのことも以前うかがっており
ますし，学生の反応についてしっかりとデー
タにとって集めてくださってもいるそうです．
今村　はい，ありがとうございます．私は，
成人・老年看護学領域の担当をしています．
授業でも，急性期・回復期看護の授業のなか
で，本書に掲載させていただいた事例（46頁）
を使って授業をしましたので，その成果をお
伝えしたいと思います．

　ワークシート5に示した「回復期における
リハビリテーション看護の理解」（**116頁**）と
いうテーマでの授業でのことです．こちらの
対象となった患者さんは頸椎症性脊髄症で，
緊急入院となって手術をされた後の回復期に
ある方でした．ただ，自宅で倒れられて，発
見されるまでに時間もかかってしまった関係
もあり，回復に至るにはなかなか時間がかか
る状態でした．学生が受け持たせていただい
たときにも，まだ四肢の不全麻痺が残ってい
る状態でナースコールも押すことができず，
ブレスコールに息を吹きかけて看護師を呼ば
なければいけないような状況で終日ベッド上
で過ごされている患者さんでした．

　その患者さんは最初，せん妄も起こして
らっしゃいましたし，学生自体も，恐れや怖
さも感じながら，なかなかベッドサイドに行
けない日もあったのですけれど，私も学生と
一緒にベッドサイドに行き，コミュニケー
ションを図ったりしながら，「患者さんは，な
ぜせん妄を起こしているのだろうか」であっ
たり，「何をいちばん，苦痛に感じておられる
のだろうね」であったりといった問いかけを

して，一緒に考えながら過ごしていきました．やがて，学生が患者さんの苦痛を知りたい，患者さんの思いを知りたいっていう気持ちが生まれ，病室へ自発的に行けるようになりました．

そうしてベッドサイドで過ごす時間のなか，患者さんの変化，それも細かい変化を学生がとらえられるようになってきたわけです．その変化を今度は院内の他職種の方たちに伝えてゆけたことで，多職種連携の介入ができるようになりました．その結果，患者さんのADLがどんどん向上していったという事例が，今回の教材になっています．

回復期の看護を一緒に学ぶにあたっては，授業のなかでも，そもそも「リハビリテーション」がPT（理学療法士）さんだったり，OT（作業療法士）さんだったり，その専門職であるセラピストさんが一手に担当されるものという認識でとどまっている学生も多いようです．ただ，私は看護師が行うことができるリハビリテーション看護が大事で，24時間365日，患者さんのいちばん近くにいることができる看護師だからこそ，患者さんができるようになったことをいかに日常生活に取り入れていくかということが大事なリハビリテーションだと思っているのです．日常生活こそがリハビリテーションだということをぜひ，これから看護師になる学生にはわかってほしいという思いがありまして，そういったことを伝えられる教材として準備しました．

学生が，受け持ち患者さんを観察したときは，本来は右利きだった方でしたが，その右手は全然，動かなくなっていました．ただ，学生がセラピストによるリハビリテーションの様子を見ていたり，手浴をさせていただいたりするなかで，患者さんの左手のほうの反応が良好で，少しずつ動くようになってきていたことに気がついたのです．それで，左手

の残存機能を活かした日常生活動作の獲得というテーマを設定して，どんどん介入しながら進めていくことができた事例になりました．学生にはこれをもとにさまざまに考えてもらい，その展開の過程を授業で広げていったという流れです．

目標としては，患者さんの回復期におけるリハビリテーション看護の意義を理解してもらいたいということ，それから回復期においての多職種協働の重要性を理解してほしいということ．この2つを立てていました．

私のワークシートでの工夫としては，目標に対して，学生たちが授業終了後に感じることができた「**目標達成度**」について，自分は何パーセントぐらい理解できたかなっていうことをまず自己評価をしてもらうことと，最後に，ワークシートの端に「**本日の一言**」**として，その日に学んだことで自分のなかで印象深いことをすぐ書き留めておける吹き出し**を設けています．

さらに，毎回の授業後に学生のコメントを書いてもらったワークシートをいちど回収して，集計データを取らせていただきました．その内容としては，こういった授業展開をしたときに「多職種協働の重要性」に関しては，6割近くの学生が大切だと気づいてくれたことがわかりました．また，それぞれの専門性の強みを活かすことも大事だし，そういったことの橋渡しをする看護師の役割にも気づいたということから，それが患者さんの生活の質，QOLの向上にもつながるということを理解してくれたコメントもありました．

もう一方の「リハビリテーション看護の重要性」だったり「看護師の役割の重要性」というところでも，3割近くの学生が「本日の一言」コメント欄にも記載してくれていました．「看護師は，なんでもできるスーパーマンなのですね」なんて書いている学生もいたり

とか，「患者さんにいちばん，長く接する看護師がリハビリテーションの視点をもつこと」であったり，「それを日常生活動作に取り入れることの大切さがよくわかりました」というコメントもありました．

　その他，私が学生に伝えずに裏のテーマとしていたこととして，身近な先輩が実習で実践できた看護を知ったときこそ，学生たちのモチベーションや刺激につながると予想していたことがあります．そうした気づきに関わるコメントも，2割近くの学生が書いてくれていたのが嬉しかったです．「先輩のすごさを知ることができて，私もがんばろうと思った」とか，「看護師の関わりで患者さんのこれからが左右されるようなことがあるのだなと思うと，やりがいを感じた」とか，「まだ自分にはできないからもっと勉強しよう」とか，そういった前向きなコメントが出てきました．同じ学校で身近に過ごしている上級生の事例を使うことの大きなメリットだと思えたところです．

池西　ありがとうございます．そこがまさに教員として狙うところでしたね．「本物」の，しかも教員自身が見聞きして関わっていた看護場面のことなので，教員も自信をもってその後輩である学生たちに伝えることができますし，その自信というものは学生にしっかりと伝わるものがありますね．学生も安心して，そういった教材のなかに入っていける——没入できるという表現もできるかもしれませんね．それで学びが大きくなるのかなと思います．それが，教員が自分たち自身で経験したこと，あるいは学生の体験である看護場面を教材にすることのよさだと思いました．

授業づくりに悩む
教育現場へのメッセージ

今村　授業づくりは，はっきりいって毎回，苦しいというのが正直なところです．ただ，今，私が心がけていることは，**自分が楽しめない授業は目の前の学生も楽しくないし，自分も楽しめるような授業こそ，学生との相互作用が生まれるのではないかと思っています．**

　学校で過ごす日常のなかにヒントがたくさんあり，いろんなアンテナを立てながら，今の学生さんにはどういったことに興味をもってくれるかなとか，**学生を知る**ということに力を注いで，一緒に楽しむというか，一緒に学ぼうという気持ちでやっていくことが大事かなと思います．

辻野　日頃から学生とコミュニケーションをとって接する場や機会を，どれだけ多くもてるかは非常に大事ですよね．**特に実習指導のときは，学校にいるときと違い，施設の同じ更衣室で着替えますし1日中一緒に過ごしていますから，大事なチャンスです．**そうしたなかで運よく教材化の材料を入手できることもあります．学生をよく観察して，教材となるような事例を自分の収穫として実習先から学校に持ち帰るというような，そんな取り組み方で実習指導も楽しめたら，教材づくりも楽しくなるのではないかなと思います．

上敷領　教材をつくるとか，授業をつくるという大きな課題について，私も難しかったり悩んだり……，今でも毎回，悩んでいます．池西先生が言われる「本物」の看護場面をうまく教材化するためには，そのどこの部分を切り取ればいいのかということは本当に難しいですね．

　ただ，鹿児島の私たちが実習先に同行できる機会を多くもてていることは強みですし，学生とたくさん話をしながら，**学生が何に気づいて，何に困って，何に悩んでいるのかというその心情より知ろうとする教員の姿勢**自体も，教材化していくための大事な材料にな

るのかな，それもレディネスかなと思います．

　全国のほかの地域の先生がたそれぞれの環境がおありだと思いますし，私から同じような切り口とは言えないのですが，私たち教員が看護を楽しんでいかなければ学生も伝わらないですし，一緒にがんばろうねっていう思いは常に表現していきたいなと思っています．

　学生と一緒に現場にあたることで患者さんの病状がよくなり，お母さんたちが地域に帰ってからの生活が快適になるという看護を一緒にやりたいねというふうに，実習に臨む学生を前に出しながら，その達成感や看護できたことの喜びが伝えられるような教材づくりを今後も検討していければなと思います．皆さん，一緒にがんばりましょう．

石束　私からは，一言で表わすなら，**量質転化の法則**が重要だと思います．とにかくやってみること．**学習指導案も，悩むよりまずは書いてみる**ことだというふうに思っています．また，先輩だったり同僚だったり，誰かほかの人の授業をしっかり見て，よいところを真似てみる．そういった実践を積むことがとても大事かなと思っています．

　今，私が楽しいのは，LTD 話し合い学習法（**83 頁**）の集まりに参加させてもらっていることでして，その成果をさらに自身の授業にどんどん取り入れる努力を続けています．その繰り返しが楽しくて．とにかくやるっていうこと，そのやってみて得られた実践の成果をまた誰かに共有して，見てもらうことも必要かと思います．

池西　皆さん，ありがとうございます．

　最後に私からも．全国の先生がたも，良い授業をしたい，学生にこれも伝えたい，あれも伝えたいと前向きに取り組まれていると思います．私は，その思いを実現するために，**まず教材づくりから見直してみませんか**とい

うことをお伝えして，本書を通して仲間にお誘いしたいと思います．

　今日，何度も話題にしましたように，教員自身が体験した看護や指導にあたって見守ってきた学生の体験など，実際に見聞きしてきた「本物」の事例のインパクトはとても強いし，学生を引き込む力をもっているものだと思います．

　それを教材にするのには，皆さんがお話しくださったように，なかなかエネルギーが必要な仕事であるようです．ですが，よい授業をすれば，学生のよい反応があって次につながること，そういったところに喜びを見いだせるのが教育の楽しさじゃないかなと思います．私たちがお手伝いできることがありましたら，いくらでもさせていただきたいです．

　ぜひ本書を読んでいただいて，わからないことや，それからご質問も含めて感想をお寄せいただけたら嬉しいです．お互いの教材づくりのための手助けが，お互いにできていけばいいなと思っています．

　学生のための教材づくりにゴールはありません．皆さま，これからもどうぞ，よろしくお願いいたします．　　　　　　　◆

付録

教材ワークシート集

ワークシート1　生活援助技術Ⅱ 第3回目

● 学習目標
1. 環境が食事に及ぼす影響を理解する
2. 看護における食事援助の重要性を理解する

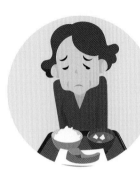

【事例紹介】

場面1. あなたは，基礎看護学実習で初めて生活の援助を行なう看護学生．受け持ち患者のAさん（55歳女性）は，S状結腸癌のため開腹し，S状結腸切除術を受けて3日目．入院前より食欲不振，食事量低下，体重減少があった．麻酔薬の副作用で，嘔気が出現し食欲がなく栄養補助飲料のみ摂取している．点滴・バルーンカテーテル・硬膜外チューブは抜去され，個室にて室内にトイレはあったものの，本人の希望でベッドサイドにポータブルトイレを設置している．

　術後4日目の昼食配膳時，食膳の置く位置や食事姿勢について援助し，食事を促したが，Aさんは「うわあ，食べたくない」と言い，食事を見ることもしなかった．学生はAさんの言葉に圧倒され，呆然とした．かすかにポータブルトイレからの糞尿臭があり，ベッド周囲に物が散乱していた．

ワーク1

自分で調べて授業に参加しましょう
[事前学習課題]

知らない言葉（課題）を調べよう

ワーク2

Aさんが，「うわあ，食べたくない」と発言したのはなぜかを考えましょう．もしあなたがAさんだったら？

ワーク3

Aさんの発言の意味をペアで考えましょう

食事の意義 [復習]

ワーク4

Aさんに，どうなってほしいか，あなたの願いを考えましょう

ワーク 5

あなたの願いを叶えるために，あなたができる食事の援助を具体的に考えましょう

場面 2. 学生は A さんの食事拒否と食事の意義の振り返りから，A さんにどうしたら食べてもらえるかを考え，食事前の環境調整を計画するようになった．加えて，学生は A さんにおいしく食べてもらえるよう，嗜好や生活背景を情報収集することができた．換気，ベッドまわりの整理整頓，温かいものは温かく，おしぼりや温かいお茶も湯呑みに準備した．A さんの食事摂取量としては目覚ましい増加はなかったが，食事に対する否定的な発言もなくなり，A さんは，「あのとき，あなたが窓を開けてくれて，何か，嫌なものが出て行ってくれたような気がした．ありがとう」と言い，笑顔で食事が摂取できるようになった．

ワーク 6

A さんの変化について，その要因を考えてみましょう

ワーク 7

食事援助における看護職の役割とは何か，自分の言葉で述べてください

ワークシート2 生活援助技術Ⅰ 第6回目

本時の目標	目標達成度				
1）人間の日常生活活動（ADL）を理解する	0%	30%	50%	80%	100%
2）人間の生活における活動の意義について考える	0%	30%	50%	80%	100%

事前課題① 教科書『共通基本技術Ⅱ』の該当ページを読み，
「1. 活動とは」と「2. 日常生活活動とは」を記載しておこう！

本日の一言

事前課題② 自分の1日の過ごし方を記載してこよう！

1. 活動とは？

2. 日常生活活動（日常生活動作：ADL）とは？

3. あなたの日常生活（平日）の過ごし方を記載してみよう！
　（食事や排泄，お風呂，ゲーム，化粧なども記載すること）

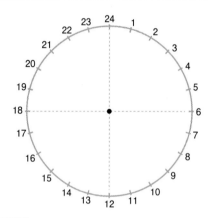

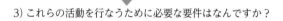 **私の日常生活（平日）の過ごし方**

1) あなたが「生理的欲求」にもとづき行なっている活動はどれですか？

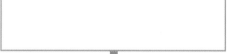

2) あなたが社会的欲求や自己実現の欲求にもとづき行なっている活動はどれですか？

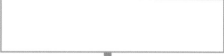

3) これらの活動を行なうために必要な要件はなんですか？

 これらが障害されている人々に対し，
活動への援助が必要となる！

「人間の生活における活動の意義」

4. Ｂさんの事例を通して活動への援助を考えよう！

【事例紹介】

● **Ｂさん**：82 歳男性
● **診断名**：慢性心不全急性増悪，陳旧性心筋梗塞，脳梗塞後遺症（構音障害・左片麻痺）

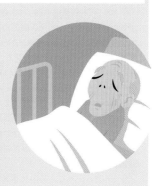

　脳梗塞により構音障害（ゆっくりであれば会話可能）と左片麻痺がある．介護老人福祉施設で療養生活を送っているが，慢性心不全急性増悪により入退院を何度も繰り返していた．Ｂさんは今回も慢性心不全急性増悪のため入院となり，入院 21 日目から学生は受け持った．

　Ｂさんは急性期治療を終え，内服薬による心不全のコントロールを行ないながら日常生活を送っており，来週末には退院予定であった．しかし，昼夜問わず傾眠傾向にあり，反応も乏しく，シーツが汚染するほど尿や便を失禁していてもＢさんからの訴えはなかった．また，食事をセッティングしても無表情で自ら食べようとせず，介助者が食事介助をするとむせ込むような状況であった．

★ **廃用症候群とは？　教科書で確認しよう！**（『共通基本技術Ⅱ』から調べ学習）

ワーク１

廃用症候群を呈しているＢさんに対し，あなたならどのような活動の援助を行ないますか？

> 学生が行なった活動の援助をみてみよう！

学生が行なった活動

　日中の覚醒を促すため，学生はＢさんを車椅子に移乗し，ラジオをつけたり塗り絵を促したりしたが，塗り絵をしようとはせず，しばらくすると車椅子に座ったまま，流涎がみられるほど眠り出した．

　次の日，学生はＢさんを車椅子に移乗し，病棟内の散歩を行ないながらコミュニケーションを図った．そのなかで，Ｂさんは心筋梗塞を発症するまで書道の先生として子どもたちに教えていたこと，介護老人福祉施設ではレクリエーションに参加するのが楽しみであったことを知った．

　さらに次の日，学生は便せんと筆ペンを準備し，Ｂさんに書字活動を行なうことを提案した．するとＢさんは目を輝かせ，大きく「うん」と何度も頷いた．そして，ベッドからの起き上がりや車椅子への移乗も自ら行なおうとする動作がみられ，学生がＢさんに筆ペンを渡すと今まで見たことがない満面の笑みで筆ペンを握り，紙一面に「嬉しい」と書いた．そして，2 枚目に「ありがとう」，3 枚目に「学生さん，国家試験がんばれ」と書き，優しく微笑んだ．

ワーク２

学生はなぜＢさんに書字活動を促したと思いますか？

ワーク３

Ｂさんはなぜ自ら起き上がり動こうとしたと思いますか？

ワーク４

その人らしい日常生活活動を支援するとはどういうことでしょう？　グループで考えてみましょう！

ワークシート3　在宅療養者と家族の看護

【事例紹介】

家族とともに在宅療養者を看取るということ

　Cさん（71歳男性）は，40歳のころから高血圧，糖尿病を指摘されていたが，大工仲間との付き合いで飲酒も喫煙もやめられなかった．60歳で心筋梗塞を発症．その後も月1回通院しながら大工仕事は続けていた．65歳のころに呼吸困難感，下肢の浮腫などがみられ，心不全，COPDと診断され入院加療し，その後は在宅酸素療法を受けながら，療養生活を送っていた．その間も，大工の技を活かし，家の改築，造園などをして，楽しく療養生活を送っていたという．70歳の誕生日の朝，全身に発疹が出現し，瘙痒感と呼吸困難感を自覚，病院に救急搬送されて入院となった．薬物アレルギーと診断された．血液検査の結果，肝機能低下，腎機能低下を指摘され，積極的な薬物療法は行なえないと医師の説明があった．入院2日目には呼吸困難感が落ち着いてきたため，Cさんと家族（妻・娘・娘の夫）と医師，栄養士，病棟看護師，訪問看護師，薬剤師，メディカルソーシャルワーカーとの退院支援カンファレンスが行なわれ，医師から「病院で治療を続けてもよくなる見込みがないこと」「余命は2～3か月くらいであること」を告知された．ACPの結果，DNARの方針があわただしく共有され，「家で過ごしたい」という本人の希望により，在宅での看取りを選択した．

　Cさんは15歳で大工の仕事を始め，その道一筋で生きてきた．「一家の大黒柱として，肉体労働である大工仕事をし続けた優しく楽しい父だった」と，看護師である娘（50歳・病院勤務）は言う．「酒とたばこが大好きで，一夜にして，子どもたちに遊具を作り，あっと驚かせることが好きだった」と妻（68歳）も教えてくれた．社会人と大学生の2人の孫がおり，娘の夫を含め6人家族で，とても仲のよい家族である．

　退院して自宅に戻ったCさんは「孫に囲まれて，笑って逝きたい」「迷惑をかけるけど，ちょっとの間だからよろしくね」とユーモアを交えて，笑顔で語った．訪問看護師は，清潔のケア時の注意点や呼吸困難感が出現したときの呼吸法，起坐位保持のさまざまな方法，栄養指導，緊急時の連絡先，いつでも連絡してよいことなどをCさんと家族に話した．訪問するたびにCさんは，若かったころの話，娘が生まれて涙が出た話，失敗も多かったけど楽しい人生だったと昔話をした．孫が自宅にいるときは一緒にCさんの話を聞いた．Cさんは昔の片思いの相手の話などをして，孫にからかわれたりする笑顔の溢れる日々を過ごした．

　自宅に帰って4週間が経過し，薬物アレルギーの湿疹跡がようやく消えかけてきたころ，Cさんは起坐位での睡眠が苦しくなってきたようで，不眠を訴えるようになった．Cさんは，トイレ歩行やシャワー浴などの体動時には頻脈になり呼吸困難感が強く出現し，体動後の酸素飽和度の戻りが悪くなり，安静時も91%より上がらなくなった．孫2人は，学校や仕事の合間をみて，Cさんのトイレ移動，シャワー浴や話し相手にも積極的になっていた．「孫は最高だよ」と努力呼吸の合間にも笑顔がみられた．在宅療養を始めて6週間が経過するころには，自力での起坐位保持が難しくなり，首は前にうなだれ，意識がなくなったりすることが多くみられるようになった．それでも，孫が大学から帰宅し，「じいちゃん」と呼びかけると，しわしわのごつごつした手を握りしめ，手を前に突き出し，お孫さんとグータッチをして，お帰り代わりの挨拶を交わしていた．

　深夜，「呼吸が荒い，顔色が悪い」と訪問看護ステーションに電話があり，駆け付けた．Cさんのまわりには家族が寄り添っていて，肩呼吸であったが，とてもうれしそうな優しい微笑みを浮かべていた．時々，うんうんとうなずいている様子もあった．主治医に報告し，このままで様子を見ることにした．2時間後に，家族に看取られ呼吸が停止した．なくなる前日も，Cさんの希望で，お孫さんが清拭や着替えを手伝ってくれたということであった．

事前課題①　上の事例を読んで，わからない言葉を調べておこう

事前課題②　あなたの心が動いたところにアンダーラインを引こう

第 8 回目「健康レベルと看護―終末期」

ワーク1

◎ 個人ワーク

事例を読んで，あなたが感じたことをそのまま表現しよう

ワーク2

◎ 個人ワーク

Cさんが最期まで「微笑んで」いられたのはなぜかを考えよう．何がよかったのだろうか

ワーク3

◎ 小集団ワーク⇒クラス全体のワーク

ほかの人，あるいはほかのグループの発表を聞いて補足しておこう

こんな場合も考えてみよう

　例えば，Cさんの娘さんが，ほかの市に住んでいて別居していたと仮定してみよう．夫婦2人の生活で娘は週末に実家に戻り，日中，Cさんの世話や買い物などを手伝っている．実は，Cさんの妻は50歳ころから関節リウマチに罹患しており，関節の変形もみられ，自分の身の回りのことはなんとか時間をかけて行なっているが，Cさんのトイレ移動，シャワー浴などは手伝える状況にはない．こんな状況で，Cさんが最期までCさんらしく（優しく楽しく）いられるために，訪問看護師は何ができるか考えてみよう．

ワーク4

◎ 個人ワーク

2人暮らしのCさんが最期まで「Cさんらしく」あるために訪問看護師は何ができるだろう

ワーク5

◎ 小集団ワーク⇒クラス全体のワーク

ほかの人，あるいはほかのグループの発表を聞いて補足しておこう

まとめ

終末期にある在宅療養者と家族を支援する看護の役割を考えよう

ワークシート4　成人看護方法論Ⅰ　第6回目

事前課題　特発性間質性肺炎および特発性肺線維症の病態と治療，そして下記の事例で知らないことは調べておこう

【事例紹介】

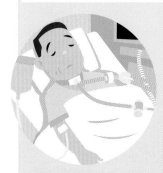

場面1. 特発性間質性肺炎（特発性肺線維症）で呼吸不全のため，呼吸管理目的で入院したDさん（56歳男性）を学生が受け持った．DさんはNPPVを使用し，SpO₂は92～93%，体動時の呼吸困難感があったものの，学生はDさんと短い言葉でのコミュニケーションはできていた．しかし，翌朝Dさんの呼吸状態が悪化し，努力呼吸（呼吸数32回/分），動脈血ガス分析（PaO₂ 54 Torr，Pa CO₂ 45 Torr）で，チアノーゼ（+），意識はもうろうとして呼びかけにかろうじて反応する状態になった．午前10時に病室で緊急気管切開が施行され人工呼吸器が装着された．学生は看護師の行なう術前の準備・術中・術後の看護をそばで見学させてもらった．学生は複数のルートが入った人工呼吸器管理患者を初めて目の前にした．午後になって，Dさんのそばに行くときは看護師と一緒に行かせてもらい，バイタルサインの測定，清潔ケア，体位変換などの一部を実践させてもらった．体温36.4℃，脈拍数110回/分，呼吸数24回/分，SpO₂ 95%，吸気時に両側下葉に捻髪音が聴取された．点滴の滴下確認，看護師が行なう顔面の清拭を見学し，学生は上肢を清拭した．夕方には，枕を使って，30°程度の左側臥位を保持するのを手伝った．

ワーク1

Dさんの翌朝の急変時のデータを列記しよう

ワーク2

データをアセスメントしよう

ワーク3

NPPVと気管切開・人工呼吸器（IPPV）の効果の違いを，教科書［『系看 成人2』］をもとに確認しよう

- 換気の確実性
- 分泌物の吸引
- 意識障害時の使用

緊急気管切開・人工呼吸器装着

ワーク4

呼吸器装着後の呼吸状態のデータを確認しよう

ワーク6

気管切開・人工呼吸器の管理と合併症予防について，前回の演習＆教科書［『系看 成人2』］からそのポイントを確認しよう

ワーク5

気管切開・人工呼吸器装着がDさんの日常生活に与える影響を考えよう（第5回目の演習を思い出そう）

- ・会話：
- ・体動：
- ・食事：
- ・排泄：

ワーク7

午後に看護師と学生の行なった看護を列記しよう

「特発性肺線維症の急性期の看護」

場面 2. 　翌日，Dさんの呼吸状態は落ち着いていたが，眉間にしわを寄せて，閉眼していた. 声をかけると目を開けてくれた. その両上肢には抑制帯が巻かれていた. 学生はDさんとコミュニケーションを図る方法を考えた. 呼吸が苦しくないか，抑制はつらくないか，同一体位は苦しくないか，など，どのように患者の思いを把握すればよいのか悩み，「筆談」や「文字盤」を考えたが，患者の負担を考えてやめることにした.
　学生はDさんとのコミュニケーションを図るなかで不足していると考えたのは「Dさんと過ごす時間」と考えた. Dさんの両上肢の抑制帯を，病棟看護師の許可を得て，教員の見守りのもと学生が病室にいる間は外すことにした. Dさんの手を握り，前日と同様に手を温かいタオルで清拭を行った.
　急変して3日目，Dさんの訴えが学生にも少しわかるようになってきた. Dさんの表情を観察し，クローズド・クエスチョンで，訴えを把握することができるようになった. 結果，次第にDさんの眉間のしわがなくなり，少し穏やかな表情に変わった.

ワーク 9

学生の行なった看護について考えよう. あなたはどう思うか 　（3分）

ワーク 10

◎グループで考えよう
（4〜5人で話してまとめてみよう） 　（8分）

ワーク 11

全体討議で学ぼう（ほかのグループ発表で得られたことを書き留めよう） 　（20分）

ワーク 8

Dさんの事例を通して，呼吸器疾患をもつ患者の急性期の看護について，考えをまとめておこう

ワークシート 5　急性期・回復期看護 第10回

本時の目標		目標達成度				
1）回復期におけるリハビリテーション看護を理解する	0%	30%	50%	80%	100%	
2）回復期における多職種協働の重要性を理解する	0%	30%	50%	80%	100%	

本日の一言

事前課題①　ワークシート内の事前課題を教科書で調べ記載しておこう

事前課題②　46頁のEさんの事例を読み，脊椎症性脊髄症の病態やわからない言葉を調べておこう

1．リハビリテーションとは？ リハビリテーション看護とは？

事前課題　リハビリテーション（rehabiltation）とは…（教科書『リハビリテーション看護』6頁）

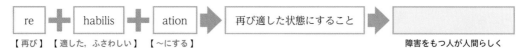

re	+	habilis	+	ation	→	再び適した状態にすること	→	
【再び】		【適した，ふさわしい】		【〜にする】				障害をもつ人が人間らしく生きる権利を回復すること

事前課題　リハビリテーション看護とは…

教科書『リハビリテーション看護』該当ページを参考に定義を確認しよう！

リハビリテーション看護とは，疾病・障害・加齢等による生活上の問題を有する個人や家族に対し，障害の経過や生活の場にかかわらず，可能な限り（　　　　　　　　　）と（　　　　　　　　　）を図る専門性の高い看護である．

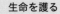

生命を護る

生活を再構築する

生涯にわたって援助する

看護師は患者が訓練で「できるようになったADL」を日常生活で「しているADL」として活用していく！

2．Eさんの事例を通して，リハビリテーション看護について考えてみよう！

ワーク1

術後8日目のEさんは四肢の不全麻痺が生じていることで，どのような苦痛が生じていますか？
教材5-1（➡ 50頁）を読みイラストに整理しよう
※Eさんの身体面の苦痛は赤色で，心理面の苦痛は青色で書くこと

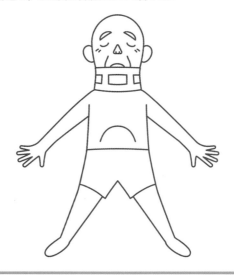

目 「回復期におけるリハビリテーション看護の理解」

ワーク2

学生は，回復期にある E さんの問題点をどのようにとらえていますか？

ワーク3

E さんはこのような状況が続くと，さらにどのような問題が生じてくると思いますか？

ワーク4

このような状態の E さんに対し看護者としてのあなたの願いはなんですか？

ワーク5

リハビリテーション看護の役割の視点から，E さんへの具体的な援助をグループで考えてみましょう！

| 生命を護る | 生活を再構築する | 生涯にわたって援助する |

3. 回復期における多職種協働とは？

ワーク6

教材 5-2（➡ 51 頁）のような状況の E さんにどのような職種が，どのように介入を行なえば E さんの目標が達成できるか考えてみましょう！

看護師（看護学生）

理学療法士

E さんの目標
左手の残存機能を活用し自力で昼食を 5 割以上摂取でき，食べられる喜びを感じることができる

作業療法士

栄養士

ワーク7

E さんの左手の残存機能を活かせば可能となる日常生活活動はほかにどのようなことがあるか，グループで考えてみましょう！

ワークシート6　小児看護学援助論 第3回目

> ● 学習目標
> 1. 慢性的な病気の経過が子どもに与える影響について理解する
> 2. 慢性期にある子どもと家族の看護について理解する

【事例紹介】

入院時

　Fちゃん男児. 保育園通園, 3歳4か月　微小変化型ネフローゼ症候群の再燃　（父親・母親25歳）
初発は1歳10か月である. 今回は9月下旬, 2日前から眼瞼浮腫が軽度あり活気の低下もあった.「今朝は目が開けられないほど腫れている」と, かかりつけである総合病院を受診, 入院は今回で5度目である. 入院当日の血液検査では血清総タンパク4.0 g/dL, 血清アルブミン2.0 g/dL, 血清総コレステロール480 g/dL, 翌日の尿検査では随時尿タンパク定量345 mg/dL（3＋）を認め, プレドニゾロン8 mg/日とアルブミン製剤の投与が開始された. 紙オムツ使用中で尿量測定, 尿検査のために採尿パックを貼用した.
　S（母親）:「公園で遊びすぎて疲れてしんどいのかと思っていた」
　S（母親）:「また入院になった. これで何回目かな?」
　S（母親）:「私も仕事（パート勤務）が忙しくて休めない. 普段の食事もコンビニで買うことが多い」
　S（Fちゃん）:「おうちにかえるー」「ゆーちゅーぶみる,（スマホ）かして」

入院2日目までに得られた追加情報

　入院2日目は体温37.2℃, 脈拍数128回/分, 呼吸数32回/分, 血圧88/60 mmHg, 身長86.7 cm, 体重15.2 kg（普段の体重は13.2 kg）であった. 両顔瞼浮腫, 食欲不振, 腹部膨満を認めている.
　S（父親/入院2日目の朝）:「今日, 僕は（運送業で）夜勤明けなんです」
　O:家族3人で生活している.
　O:地域での流行性疾患はない.
　O:入院2日目. 病室は衣服, 雑誌やおもちゃが散乱し, 床には菓子袋がいくつか放置されていた. ベッド柵は下がったままであった.

ワーク4

ネフローゼ症候群をかかえたFちゃんと家族の生活について, 考えてみましょう

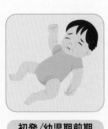

初発/幼児期前期

Fちゃんの現在

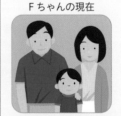

再発・再燃/幼児期後期

✏ まとめ

慢性的な病気の経過にある子どもと家族の看護とは, どのようなものか

「慢性期にある子どもと家族の看護」

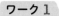

ワーク1

Fちゃんの病期と経過についてアセスメントしましょう

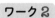

ワーク2

現在のFちゃんの思いや苦痛を推測しましょう

ワーク3

Fちゃんの家族の思いや考えを推測しましょう

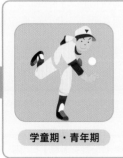

学童期・青年期

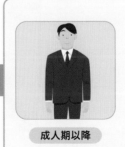

成人期以降

ワークシート7　母性看護学方法論I　第14回

● 学習目標
1. 妊娠期の状態（胎児発育など）が分娩進行中の胎児の健康状態に与える影響について理解する
2. 分娩誘発（分娩を促進するため）が母体に与える影響について理解する
3. 1.～2.の理解を深め，分娩時・娩出後の母体・新生児に対する看護の役割を考えることができる

※ 分娩時の看護目標を考えながら学習を進めてみよう

【事例紹介】

　胎児発育不全（FGR）にて胎児の健康・発育管理を行なう目的で入院した，初妊婦Gさん（23歳．妊娠37週4日）を入院8日目に学生が受け持った．Gさんは36週0日時点では入院を勧められていたが拒否していた．医師より自宅安静であっても胎児の発育などに変化は期待できないことなどの説明を受け，入院となった．学生が受け持つ前には子宮頸管拡張器（ラミナリア）による頸管熟化処置が実施された．学生受け持ち当日には子宮頸管拡張器（メトロイリンテル）による頸管熟化処置が実施された．少し腹部の張りは感じるが痛みの増強なし．NSTでも1回/日，変動一過性徐脈がみられることがあった．学生の受け持ち2日目37週5日にはオキシトシン（アトニン）による分娩誘導が開始された．

　若干の痛みの増強はみられるも分娩陣痛に移行せず，夜間は誘導中止し経過観察となった．受け持って3日目（37週6日）もオキシトシン使用による分娩誘導が実施され，Gさんは分娩陣痛に移行した．陣痛発来後Gさんは産痛に対して余裕の表情を見せていた．しかし，徐々に増強していく産痛に，涙をこらえながら，目を閉じ耐える様子がみられた．胎児心拍数陣痛図（CTG）上，変動一過性徐脈もみられた．学生は胎児の健康状態に関する不安をかかえながらも，産痛緩和・3時間おきのトイレ誘導を行ない，入院中一緒に練習を行なった呼吸法をスタッフとともに実施した．呼吸法誘導時には胎児心拍は145bpm，基線の細変動15bpm，一過性頻脈あり，一過性徐脈は認められなかった．その後，娩出直前に変動一過性徐脈が認められたが，2,309g〔Apgar（アプガー）スコア8～9，臍帯血液ガスpH7.25〕の児娩出となった．分娩時出血量478mL，子宮底臍下2横指，硬度軟らかい．

　助産師による新生児のケア終了後，母児対面を行なう様子を学生も見学した．Gさんは初めて新生児を抱っこし，「生まれてきてくれてよかった」と，涙を流しながら優しく新生児を見つめていた．

ワーク1

分娩の3要素を書き出し，どのような医療的介入が行なわれているかを整理する

3要素　　　　　　　**医療的介入**

①

②

③

ワーク2

ワーク1で行なわれている医療的介入における重大な危機的問題にはどのようなものがあるか？

①

②

③

ワーク3

このような問題に対してどのような看護を行なうのか？

ワーク4

ワーク3で行なう看護とともに分娩を促進する（阻害因子の除去）ためにどのような看護を行なえばよいか？

目「分娩期に医療的介入が行なわれる産婦の看護」

ワーク5

分娩進行中の産婦・家族はどのような思いを
もっているか？ 吹き出しに書き，どのように
関わるのか根拠を入れて考える

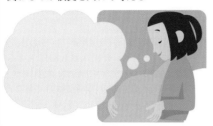

看護：

根拠：

ワーク6

分娩進行中の胎児の健康状態の評価は？
評価の視点を4つ挙げよう

①　　　　　　　　　②

③　　　　　　　　　④

現在の胎児の健康状態を評価しよう

・よい　　　　　　　　・注意が必要な状態である

ワーク7

看護師はどのような看護を行なえばよいだろう
か？ 看護と根拠を考える

ワーク8

胎児発育不全（FGR）の胎児が出生後にどのようなリスクがあるか？

リスク	看護
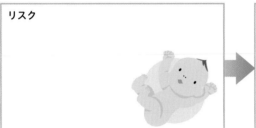	

分娩進行し，出生体重2,309 g，Apgarスコア8〜9，臍帯血液ガスpH 7.25．胎盤娩出後，出血量478 mL，子宮
底臍下2横指，硬度軟らかい．

ワーク9

学生は，医師・助産師に上記の状態報告をした．褥婦の状態を評価してみよう

・よい　　　　　　　　　　　・悪い

その理由は？

ワーク10

ワーク9の状態に対して学生はどのような看護を行なえばよいか

ワークシート8　精神看護学方法論 I

● 学習目標
1. 精神看護に興味・関心を示す
2. 精神看護学のめざすものを理解する

【事例紹介】

場面1.　実習指導者が受け持ち患者の選択を行ない，Hさん（66歳女性）を学生に紹介してくださった．そのとき，Hさんは快く受け入れてくださり，これからの実習に期待がもてた．しかし，次の日にHさんのもとを訪れると，Hさんは頭から布団をかぶり，学生の呼びかけに一切，応えてくださらない．指導者や病院スタッフの呼びかけには応じるが，学生の声かけにはまったく反応しない．寝ている様子でもない．困り果てて指導者に相談すると，指導者はHさんのそばに行ってくださった．するとそのときは反応するのに，指導者がいなくなるとまったく反応しない．それの繰り返しで変化は起こらなかった．しかし，Hさんは起きたいときに起き，食事・トイレは自発的に行動していた．2週間の実習の1週目は，ほとんど同じ状況であった．週末（金曜日）のカンファレンスで，このままでは学生と患者の関係を発展させることは難しいと考えた教員が指導者に患者の変更を申し出，学生に伝えた．指導者も「そんなに難しいとは思わなかった」と言い，教員の申し出を了承した．

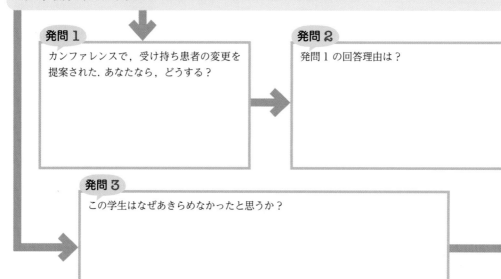

発問1

カンファレンスで，受け持ち患者の変更を提案された．あなたなら，どうする？

発問2

発問1の回答理由は？

発問3

この学生はなぜあきらめなかったと思うか？

場面2.　翌週の朝，ご挨拶で訪室したときは相変わらずHさんの反応はなかったので，今日だめだったら担当を変更してもらおうと思いつつ，Hさんに「そばにいさせてもらってもいいですか」と声をかけて，そばの椅子に腰をかけ座っていた．しばらくすると突然，Hさんはムクッと起き上がり，廊下のほうへ出て行かれたので，後を追いかけようかと迷ったが，ふと，手をついたベッドがじとっと濡れていることに気がついた．私に何かできることはないか考え，思いついたのがシーツ交換だった．指導者に了解を得て，Hさんが戻られる前にシーツ交換をして，ベッドサイドで患者さんを待った．

発問4

この学生はなぜシーツ交換を実施できたのか？

第1回目「精神看護とは何か」

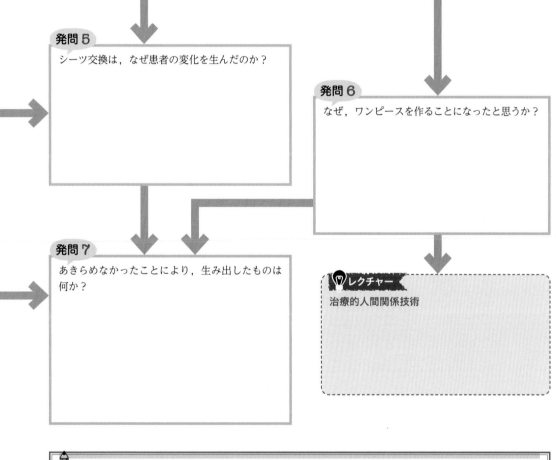

場面3. 帰室してきた H さんはその状況を一目見て，「あんたが，これ（濡れたシーツ交換）やってくれたんか?」とおっしゃった. 私は怒られるのかと不安になりながら，「はい」と答えた. すると，H さんから「いつから，そこにいるのか?」と言われたので，「今朝から，ずっと H さんのそばにいます」と答え，今とばかりに，カルテで得ていた情報の1つ，「H さんは，洋裁をされていたんですね」と付け加えた. H さんは「そうや，やってみるか」とおっしゃった. 私は飛びあがりたい気持ちになった. H さんは「ミシンがあったほうがいいな，大きな布はあるか」とおっしゃり，私は，明日必ず準備してくることを約束した.

　次の朝，H さんはベッド上に正座をして待ってくれていた. そして，手にした布を指導者の了解を得て借りたハサミで，まるで頭の中には図面があるようにささーっと切り始めた. そして，それを見事にミシンで縫い上げられて，数時間でできあがったのは，すてきなワンピースだった.

発問 5
シーツ交換は，なぜ患者の変化を生んだのか?

発問 6
なぜ，ワンピースを作ることになったと思うか?

発問 7
あきらめなかったことにより，生み出したものは何か?

レクチャー
治療的人間関係技術

まとめ

ワークシート9　精神看護学方法論Ⅰ

● 学習目標
1. 事例の看護を，パターン相互作用論を用いて分析・解釈する
2. 固有の意味をもつケアの提供について理解することができる

one point　復習
・パターンとは，行動の特徴的な様式である．
・パターンとは，別個の行為からなる1つのまとまりである．
・パターンは，別個の行為が共有する規則性・特徴を明らかにする．

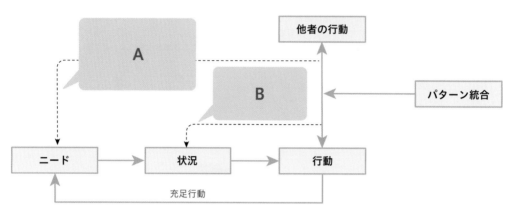

図1　ニードの充足構造図

①相互的（ニードの適合）
②相補的（支配と服従）
③代償的（互いの役割交換）
④対立的（ニードの不適合）

表1　1週目前半（Iさんの飲水行動に対する学生の関わり）のパターン相互作用を確認し，パターン統合が明確にできる

学生の言動	学生のパターン	Iさんの言動	Iさんのパターン	パターン統合

表2　1週目後半（Iさんに学生が関わるコミュニケーション場面）のパターン相互作用を確認し，パターン統合が明確にできる

学生の言動	学生のパターン	Iさんの言動	Iさんのパターン	パターン統合

第7回目「統合失調症で多飲水の看護」

表3　2週目（Iさんの飲水行動に対する学生の関わり）のパターン相互作用を確認し，パターン統合が明確にできる

学生の言動	学生のパターン	Iさんの言動	Iさんのパターン	パターン統合

1.　パターン統合の意味するものを理解し，ニードの充足について考える

ワーク1

Iさんのパターン統合が変化したところはどこか？

ワーク2

なぜIさんのパターン統合は変化したのか？

ワーク3

Iさんの最も建設的なパターンの変化はどこか？

ワーク4

Iさんの建設的なパターンを生み出したパターン統合はどのようなニードを充足したのか？

まとめ

ワークシート 10　チーム活動論 第 11 回目

ステップ 1

全体像の把握　（⏱ 3 分）
まず，課題文を読んで理解しよう

方法：3 色の色鉛筆（マーカー）を用意し，課題文を読み，著者の主題（大切な主張）と考える箇所には**赤色**，重要性はそれほどでもないが著者の主張の一部と考える箇所には青色，著者の主張ではないが自分が面白いと思った箇所は緑色で線を引く（色は 3 つの区別ができればなんでもよい）

ステップ 2

言葉の理解　（⏱ 5 分）
課題文のなかの言葉で，単語の意味，定義などを調べて，正確に言葉の理解をしよう

理学療法士の業務：　　記載別紙

作業療法士の業務：　　記載別紙

言語聴覚士の業務：　　記載別紙

姿勢・歩行の評価：姿勢分析では立位や座位の観察．Timed Up and Go（TUG）テスト，10 m 歩行テストなど

バランス検査：TUG テスト，Functional Reach テスト，継ぎ足歩行テスト（タンデム歩行），片脚立位テスト，Berg バランススケールなどがある．詳細別紙

ステップ 3

主張の理解　（⏱ 10 分）
著者の主張を読み取り，自分の言葉で表現しよう（自分の意見ではなく，あくまで著者の主張をまとめる）

他職種との協働を考えるなかで，看護の専門性について深く考えた．看護の専門性は「人々の暮らしと健康の両方を守る」こと．社会資源の活用も含めて「暮らしを広く支援」することと同時に，健康管理活動を行うことである．看護師は広く，人々の暮らしと健康を守る職種であることに責任の大きさを再確認した

ステップ 4

話題の理解　（⏱ 15 分）
著者が課題文で伝えたかった内容を，すべて挙げて，ステップ 3 と同様，自分の言葉でまとめてみよう

- 多職種協働のためには目標の共有が大切
- 目標の共有ののちにそれぞれ専門職が，何ができるか，すべきかを考えることが大切
- 目標は具体的にするとよい
- 理学療法士・作業療法士・言語聴覚士も看護師も，目標達成に向けて必要なデータを収集し，課題を明確にして，対応を考えるという，問題解決あるいは課題達成の考え方は同じである
- 理学療法士・作業療法士・言語聴覚士と看護師の違いは，専門性の間口の大きさ．理学療法士・作業療法士・言語聴覚士の専門性は明確で，それぞれに明確な専門的判断にもとづき行動している

（個人ワーク用）

（ある学生の仕上げたワークシート）

ステップ5

知識との関連づけ　（⏱15分）

他職種の役割，看護師の役割など学習した知識と照らし合わせて理解しよう

それぞれの身分法を確認した

- 理学療法士は，厚生労働大臣の免許を受け，理学療法士の名称を用いて，医師の指示の下に，身体に障害のある者に対し，主としてその基本的動作能力の回復を図るため，治療体操その他の運動を行なわせ，及び電気刺激，マツサージ，温熱その他の物理的手段を活用する者
- 作業療法士は，厚生労働大臣の免許を受け，作業療法士の名称を用いて，医師の指示の下に，身体又は精神に障害のある者に対し，主としてその応用的動作能力又は社会的適応能力の回復を図るため，手芸，工作その他の作業を行わせる者
- 言語聴覚士は，厚生労働大臣の免許を受けて，言語聴覚士の名称を用いて，音声機能，言語機能又は聴覚に障害のある者についてその機能の維持向上を図るため，言語訓練その他の訓練，これに必要な検査及び助言，指導その他の援助を行うことを業とする者

それぞれの専門性は定義にも表われ，何をするかが具体的である．理学療法士と作業療法士の違いはその業務内容とともに，対象に精神障害を含むか，否かにもある

一方，医師の指示が定義に明記されているのは理学・作業療法士で，看護師と言語聴覚士には「診療の補助行為」以外では明記はされていない．医師の指示がなくても行える範囲がある

この学習でそれぞれの職種の専門性について考える機会になると同時に，明確な専門性を活かして，協働することが大切で，うまく協働することで，対象の目標達成につながるということが理解できた

ステップ6

自己との関連づけ　（⏱15分）

ステップ5までで学んだ内容を自分自身の経験や課題文を読んで起こった自分自身の変化などと結びつけて，課題文の価値や学びの意味を発見し，学ぶ意欲を高めよう

自分も臨地実習で，理学療法室での理学療法士さんの歩行練習に関わる姿を見ていて，専門性が明確で，自信をもって活動されているのに驚いたことが思い出された．他職種の専門性がわかることで，協働することの必要性が理解できた

さらに著者は対象の目標達成に向けては，まず，目標の共有が大切と述べており，たしかにそうしないと協働は難しいということも理解できた

これまで，看護とは何か，その専門性については習ってきたが，他職種との役割の比較のなかで，看護の専門性もより明確になった

これからも他職種の役割理解に努め，自分の専門性をふまえ，対象の目標達成に向けて協働できるように努力したい

ステップ7

課題文の評価　（⏱5分）

課題文を建設的に評価しよう．課題文のよいところと悪いところを確認し，自分ならどう修正するか，建設的に考えてみよう

一事例を通して，協働するためには何が大切か，どんなプロセスをふんで協働すればよいのかがよく理解できる課題文であった

そのなかで，他職種に比べて看護師の専門性への戸惑いが記述されていて，共感できる内容であった

ただ，看護の専門性については，概念的な理解にとどまっており，Jさんの看護について，もう少し具体的に記述してくれていたら，もっと次につながる学習になったと思う

ステップ8

振り返り

ミーティングに向けて，自分のまとめたことを人に説明できるように見直しておこう

ワークシート11 チーム活動論 第11回目

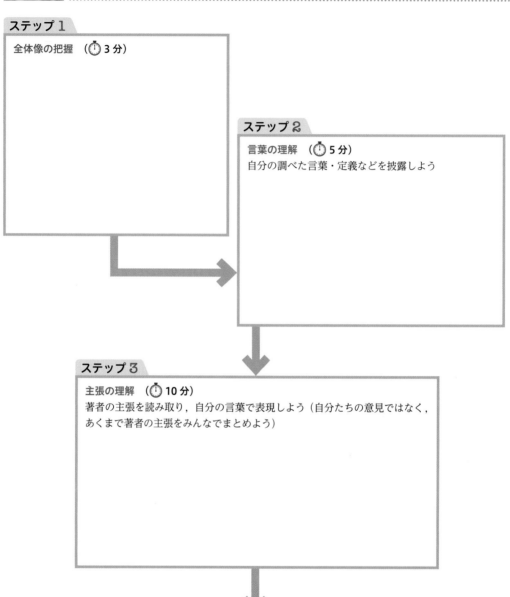

ステップ1

全体像の把握 （⏱ 3分）

ステップ2

言葉の理解 （⏱ 5分）
自分の調べた言葉・定義などを披露しよう

ステップ3

主張の理解 （⏱ 10分）
著者の主張を読み取り，自分の言葉で表現しよう（自分たちの意見ではなく，あくまで著者の主張をみんなでまとめよう）

ステップ4

話題の理解 （⏱ 15分）
著者が課題文で伝えたかった内容について，各自出し合い，そのなかで1～2つ選んで，みんなで著者の言いたいことの理解に努めよう

（ミーティング用）

ステップ 5

知識との関連づけ （ 15 分）

他職種の役割，看護師の役割などこれまでに学習した知識と照らし合わせて理解しよう
メンバー 1 人ずつの理解が適切かどうかを考えながら話し合おう

ステップ 6

自己との関連づけ （ 15 分）

ステップ 5 までで学んだ内容を自分自身の経験
や課題文を読んで起こった自分自身の変化など
と結びつけて，発見した課題文の価値を発表し
よう．ほかのメンバーの関連づけからも学ぼう

ステップ 7

課題文の評価 （ 5 分）

課題文を建設的に評価しよう．課題文のよいと
ころと悪いところを確認し，どう修正するとよ
りよいものになるか，建設的に考えてみよう

ステップ 8

振り返り

今回のミーティングを振り返り，今後の改善点を明確にしよう

索引
INDEX